AF267774

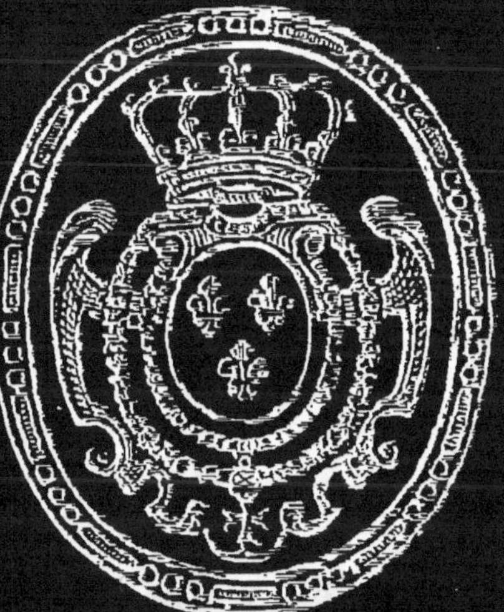

Td $\frac{64}{88}$.

TABLEAU

DE LA

PETITE VÉROLE.

Par M. CANTWELL, Docteur-Régent de la Faculté de Médecine de Paris, Professeur désigné de Chirurgie en Langue Françoise, & Membre de la Société Royale de Londres.

. . . *continuò culpam compesce, priusquam*
Dira per incautum serpant contagia vulgus.
. . . . *dira per omnes*
Manabunt populos fœdi contagia morbi.
                                              Virg.

A PARIS,

Chez JEAN-THOMAS HÉRISSANT, rue
S. Jacques, à S. Paul & à S. Hilaire.

M. DCC. LVIII.
Avec Approbation & Privilége du Roi.

AVANT-PROPOS.

LE Tableau de la petite Vérole que je donne aujourd'hui, est une partie de la Pathologie que j'ai enseignée aux Ecoles de Médecine en l'année mil sept cens cinquante-six. Les Etudians qui m'ont fait l'honneur d'assister à mes leçons, m'ont souvent sollicité de les imprimer ; & ce n'est que pour me prêter à leur empressement, & à l'envie qu'ils ont de s'instruire, que je me suis déterminé à les rendre publiques, après avoir fait quelques changemens dans la forme.

Les Questions que Monsieur *de Haen*, Professeur en Médecine à Vindebone en Autriche, a proposées aux Inoculateurs ont été imprimées en mil sept cens cinquante sept, & n'ont paru en France qu'entre les mains de quelques personnes, à qui l'Auteur les a envoyées pour leur demander leurs sentimens sur cet ouvrage. C'est M. Thierry, mon Confrere, qui m'en a donné un Exemplaire ; & j'ai cru répondre à l'intention de l'Auteur, & à la politesse de notre ami commun en faisant imprimer cet écrit en François avec le texte Latin, & les faits que j'ai recueillis sur l'insertion de la petite Vérole.

Ce sont des faits & non pas les promesses des uns, & les raisonnemens des autres qui doivent intéresser véritablement le public. S'ils répondent aux promesses des Inoculateurs, l'inoculation s'établira malgré tout ce qu'on pourra dire pour en démontrer le danger, ou l'inutilité. Si au contraire les faits combattent directement leurs promesses, le public sera désabusé & l'inoculation tombera.

Pour mon particulier, je protefte que fi parmi tous les Inoculateurs, il s'en trouve un feul, qui réponde pertinemment aux faits que j'allégue, je ferai le premier à avouer ma défaite, & me rangerai auffi-tôt du parti de ces Meffieurs. Sinon, il eft bien jufte, qu'on me permette de recueillir toujours de nouveaux faits contre cette méthode, & de les rendre publics avec les raifonnemens auxquels ils pourront donner lieu.

Il ne fuffit pas que de cent Inoculés, il n'en périffe qu'un ou deux dans les quarante premiers jours. Il eft queftion de ſçavoir 1° ſi l'Inoculation les met à l'abri de la petite Vérole pour le reſte de leur vie, & s'ils ne peuvent pas périr d'une petite Vérole na-turelle qui viendroit après l'artificielle. C'eſt-là l'inté-rêt de chaque particulier. 2° Il faut ſçavoir encore, ſi l'inoculation ne multiplie pas les petites Véroles acci-dentelles, au point de faire périr plus de monde par cette contagion, qu'elle n'en ſau-ve par ſon application; & c'eſt-là l'intérêt général.

Monſieur *de Haen* propoſe d'autres queſtions auxquelles il eſt impoſſible de répondre directement. Mais je m'en tiens aux deux principales qu'on vient de voir.

Il est certain par une infinité d'Observations, qu'on peut avoir la petite Vérole accidentelle plus d'une fois. M. Jurin en convient dans sa relation des succès de l'Inoculation. Et il faut être bien neuf en pratique, & très-peu versé dans l'histoire des maladies, pour soûtenir le contraire.

Quant à l'origine de la petite Vérole, ç'a été une matiere de controverse pendant plusieurs siécles : *Rem controversam & plenam dissensionis inter doctissimos (a)*. Plu-

(a) Chicot. de la Faculté de Paris,

fieurs Sçavans ont cru l'avoir trouvé décrite dans Hippocrate, Diofcoride, Galien & Aëtius, fous le nom de τὰ ἐκθήματα, ἐξανθήματα, ἐζέματα, φύματα; & ils ont foûtenu ce fentiment avec beaucoup d'érudition & de fçavoir. *Præclarè quidem materiem iftam aggreffi funt*, dit notre *Chicot* qui a combattu leur opinion en mil fix cens cinquante-fix (*a*). *Sed non fatis enucleaté res tantas difcuffére* (*b*). *An verifimile eft eximium illum virum* (Hippocratem) *qui graffantium morborum fymptomata diligenter per-*

Médecin ordinaire du Roi. *Epiftol. de Morbill. & Variol.* page 161.
   (*a*) *Idem, ibid.*
   (*b*) *Idem, ibid.*

quirit, omnis ætatis ac sexûs morbos enumerat, & in particularium morborum historia scrupulosè immoratur, infensam tantam luem alto silentio obvolvisse?

Malgré cela, le sentiment de Ludov. Lemosius, qui soutient l'affirmative, a toujours eu des partisans illustres *, &

* Sebastianus Austrius, lib. de Morbis puerorum, cap. 6.

Lemosius in Commentariis ad caput 12. Lib. Methôd. Galen.

Fracastorius, lib. 2. de Morbis contagiosis, cap. 2.

Costæus in Comment. cap. 6.

Avicenn. in 2. & 4. Tractat. de Variolis.

Forestus, lib. 6. Observation. 42.

Valesius passim in Commentariis supra Hippocrat. de Morbis popularibus ; lib. 7.

Eustachius Rudius de Variol. lib. 3. cap. 31.

Zoroaster. Tinellus Consultat. 15.

Amatus Lusitanus, lib. 3. Centuriâ 18.

Hermanus Follinus in Oratione de Febri puncticulari.

Zacutus Lusitanus de Medicorum Princip. Historiâ, quæstione 2.

Sennertus, Riverius, Horstius, aliique plures.

il en aura toujours parmi ceux qui n'auront pas lu l'ouvrage du célébre Docteur *Méad* ſur cette matiere. Le Chevalier Floyer, fameux Médecin Anglois, nous dit dans ſon livre ſur le Bain froid, imprimé en mil ſept cens vingt-deux, cinquieme édition, qu'Hippocrate ſemble avoir mis la petite Vérole dans la claſſe des maladies printanieres : ἐξανθήσιες ἑλκώδεες, *lib.* 3. *Aphoriſmor.* Je ſuis perſuadé que ſi l'ouvrage de M. Méad qui n'a paru qu'en mil ſept cens quarante-ſept, eût été imprimé avant le ſien, il ſe ſeroit rangé de ſon avis.

On a reproché à M. Raulin d'avoir adopté le même sentiment. M. Raulin a suivi en cela des Auteurs d'un grand mérite. Il y a apparence qu'il n'a pas eu occasion de voir l'ouvrage de M. Méad.

Quoi qu'il en soit, on ne peut qu'applaudir à son érudition, & à son zèle pour la gloire de la Médecine, dont il a toujours donné des preuves dans tous les écrits qui sont sortis de sa plume. Il a parlé d'après des autorités respectables, & montré que les Anciens si négligés par la plûpart de nos Modernes, lui sont très-connus & très-familiers.

Tableau

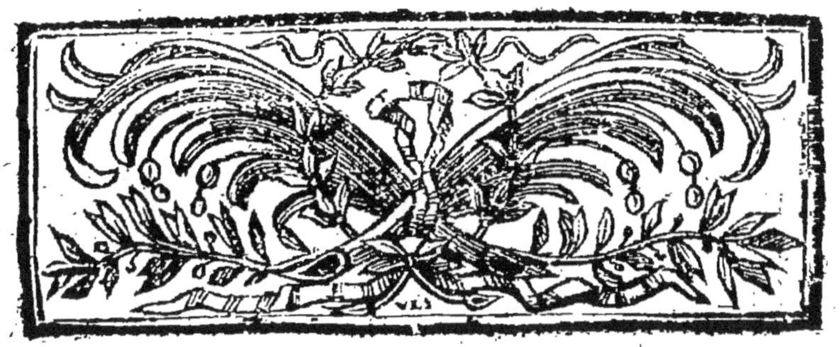

TABLEAU
DE LA
PETITE VÉROLE.

CHAPITRE PREMIER.

De l'Origine & pays natal de la petite Vérole.

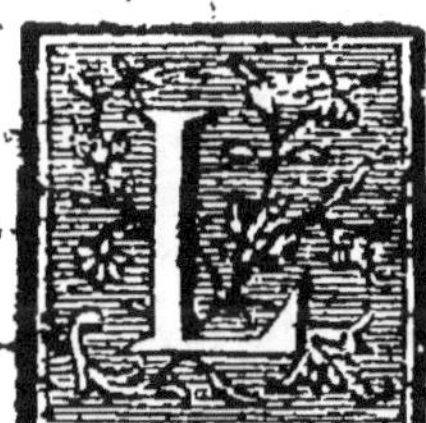A PETITE Vérole est une maladie toujours contagieuse, & quelquefois épidémique. Quand je dis épidémique, ce n'est pas dans le sens que l'entendent, ou semblent l'entendre les partisans de l'inoculation. Ils veulent insinuer que cette maladie peut

A

être souvent caufée par l'intempérie de l'air, comme les autres maladies épidémiques, telles que les fiévres malignes, les fluxions de poitrine, les pleuréfies, &c. Mais je dis que ce n'eft point l'intempérie de l'air qui la produit parmi nous, & qu'elle ne paroît jamais, que parceque des miafmes ou corpufcules émanés des corps de ceux qui en font affligés, fe communiquent par le moyen de l'air aux perfonnes faines, foit en entrant dans l'eftomac ou dans les poumons, foit en s'infinuant par les vaiffeaux abforbans de la furface externe de la machine. Elle eft donc quelquefois épidémique, & en même tems contagieufe; mais elle eft toujours contagieufe, fans être en même tems toujours épidémique. Quand l'air eft tellement chargé de corpufcules varioliques, qu'il peut infecter beaucoup de monde à la fois dans le même endroit, ou en plusieurs endroits différens, on l'appellera *épidémique* ; si deux ou trois personnes seulement se trouvent attaquées, je l'appellerai simplement *contagieuse*. Elle peut néanmoins toujours devenir épidémique en quelque tems que ce soit; & si c'est dans ce sens qu'on veut lui donner cette dénomination, je conviendrai que le terme peut être reçu.

Pour confirmer ce que je viens de dire, il ne sera pas mal à propos de considérer l'origine de cette maladie parmi nous. Le sçavant M. Mead nous apprend dans le traité qu'il en a fait, qu'elle parut pour la premiere fois en Arabie, en l'année que nâquit Mahomet, c'est-à-dire, dans la 572 de l'Ere Chrétienne. Il attribue cette découverte à M. Jean-Jacques Reiske, qui l'a tirée d'un vieux Manuscrit Arabe de la Bibliothéque de

Leyde. Il nous dit enſuite que la petite Vérole paroît avoir toujours été une maladie endémique de l'Ethiopie, & n'être pas ſortie pendant pluſieurs ſiecles des limites de ce pays ou des lieux circonvoiſins, juſqu'au tems où les Ethiopiens ayant commencé à faire le commerce dans des contrées plus éloignées, y tranſportèrent la contagion. Or Ludolphe qui a écrit l'hiſtoire de ces peuples, remarque qu'ils n'ont commencé que très tard à commercer avec les étrangers.

Rhazes, Médecin Arabe, qui a ſçavamment écrit ſur cette maladie, vers l'an 900 de Jeſus-Chriſt, dit qu'il en a trouvé la deſcription exacte dans les Livres d'un certain Aaron d'Alexandrie, qui pratiquoit la Médecine ſous le regne de Mahomet, l'an 622. Or on ne trouve rien de ſemblable à cette deſcription d'Aaron & de

Rhazes, dans les écrits des Médecins Grecs ou Latins. Ceux-là donnent tous les signes de la petite Vérole, en distinguent parfaitement les différentes especes, & enseignent la maniere de les traiter ; ceux-ci au contraire, ne parlent que de quelques pustules, quelques boutons de la peau, & du charbon, & cela d'une maniere assez vague, quoiqu'ils donnent par rapport aux autres maladies, les descriptions les plus exactes & les mieux détaillées ; d'où M. Mead conclut que la petite Vérole n'a pas été connüe des Grecs ni des Latins, qu'elle est nouvelle en Asie, & encore plus parmi nous, puisque nous ne l'avions jamais vûe que depuis les Croisades, les Troupes Chrétiennes qui revenoient de la Terre Sainte à la fin du XIe siécle & au commencement du XIIe, nous l'ayant apportée ; de sorte qu'il n'y a que 750 ou 800 ans tout au plus qu'elle regne parmi nous.

Elle est encore plus récente en Amérique, & n'y a été connue que depuis que les Européens y ont planté des Colonies, long-tems après le siége de Naples arrivé en 1495. Elle détruisit en 1683 presque tous les *Sasquenahs*, une des plus braves nations de toute l'Amérique Septentrionale. Leur Capitaine-Général Tenoughan paroît avoir été le premier qui en fut affligé, & il en mourut. La premiere fois qu'elle se déclare dans un pays étranger, elle est ordinairement meurtriere, comme le fut l'inoculation dans son premier début à Boston & dans plusieurs Villes d'Angleterre.

Par tout ce que nous venons de dire, il paroît démontré que l'on ne contracte pas la petite Vérole par le seul changement de la température de l'air, puisque les mêmes changemens qui arrivent souvent dans le siécle présent dans toutes les parties du monde, ont dû sans doute se faire souvent avant l'an de Jesus-Christ 572, qui est l'époque de la naissance de la petite Vérole en Arabie, dont les peuples commerçoient déjà avec les Ethiopiens. Ce fut par ce commerce qu'elle se communiqua aux Arabes; ceux-ci la porterent dans la Terre-Sainte & dans les pays circonvoisins; de la Terre-Sainte les Croisés l'ont apportée en Europe, & les Européens l'ont introduite en Amérique.

Les corpuscules de cette maladie, & même le pus qui découle des pustules, s'attachent facilement au linge, aux étoffes de soye, de laine, ou de coton, au papier, aux ballots & hardes de toute espece, en un mot, au fer & à l'acier. Mais ce n'est pas-là le seul mal contagieux que les voyageurs, le commerce,

& les vents transportent de leur pays natal dans les pays étrangers. Il y en a encore deux autres bien formidables & bien connus, la Peste & le Mal Vénérien. La premiere tire son origine de l'Egypte, & l'autre de l'Amérique ou de l'Afrique, ou de toutes les deux (a).

La Peste regne réguliérement tous les ans en Egypte au mois de Septembre, & diminue aussi réguliérement vers le 17 de Juin, jour auquel commence chaque année l'inondation du Nil, qui croît jusqu'au mois d'Août 8 ou 10 pouces par jour, & diminue ensuite insensiblement jusqu'au mois de Mai. Cette inondation est causée par les pluyes qui tombent des montagnes d'Ethiopie, & dont la

(a) *Morbus Gallicus anno Christi* 1492 *in Mauritania & Hispania primùm ortus.*

M. Marcus Frytsch, Laubanus Hexapolensis in catalogo prodigiorum, Norimbergæ, Typis mandato anno 1563.

quantité regle toujours la hauteur
du débordement , tantôt à 18 ,
tantôt à 24 , & tantôt à 26 cou-
dées. Pendant tout le tems qu'elle dure , l'air èst humecté & rafraî-
chi par les vapeurs humides du
Nil qui couvre toutes les plaines ,
& par le vent du Nord qui souffle
constamment alors de la Mer Méditerranée. Mais depuis le commencement de Septembre jufqu'au 17 de Juin , les eaux qui
croupissent dans les terres , le limon qui reste après l'inondation ,
& les cadavres de plusieurs millions d'insectes qui y pourrissent
par les ardeurs brûlantes du Soleil , infectent l'air de leurs exhalaisons. Ajoutez à cela la féche-
resse du pays où il ne pleut jamais ,
& les influences du vent du Midi
qui , soufflant sur des sables arides
& brûlans , en enleve quelquefois assez pour former des nuages ,
qui dérobent la lumiere du Soleil.

Si pendant le tems de la Peste, le vent du Midi souffle avec force, cette maladie est portée sur les côtes de la Méditerranée, & dans les Isles voisines ; s'il souffle foiblement, elle ravage l'Egypte ; si au contraire, il souffle avec violence de la Méditerranée, l'Egypte est moins sujette à la contagion, qui pour lors se jette dans l'Ethiopie. Aussi-tôt que l'inondation commence, toutes les maladies cessent ; mais dès que les eaux se font entiérement retirées, ces maladies recommencent, & la peste ne tarde guères à paroître.

L'Egypte est le seul pays de l'Univers que nous sçachions, où se trouvent les causes naturelles de la peste. Un pays aride où il ne pleut jamais, & où l'on ne voit ni neige, ni frimats, excepté vers les bords de la Méditerranée, un vent brûlant du Midi, des plaines de sable du même côté, que le *Cam-*

psim enleve & emporte avec soi,
des eaux croupissantes dans les
plaines avec une quantité prodi-
gieuse de limon infect, & de cadavres d'insectes ou poissons qui y
pourrissent ; tant de causes réunies
ne peuvent manquer de produire
des effets aussi funestes.

Prosper Alpin, Médecin Ro-
main qui a pratiqué long-tems au
grand Caire, nous a laissé beaucoup d'observations sur l'air & sur
les maladies de ce pays.

Après l'Égypte, de tous les pays
que nous connoissons encore ,
l'Isle de Java qui est située à sept
degrés & demi ou environ de la-
titude australe, paroît être la plus
propre à donner origine à la peste.
Ce mal ne s'y voit cependant pas ,
& Bontius, sçavant Médecin Hollandois, qui y a demeuré plusieurs
années, & a donné l'Histoire du
climat & des maladies qui y régnent, ne parle point de celle-ci.

Il est vrai que la putréfaction y est grande, mais elle n'est pas animale, & les vrayes causes de la peste ne s'y rencontrent pas. D'ailleurs, elle est arrosée par de fréquentes pluyes & par les vents humides de la Mer. Ceux du Nord temperent les chaleurs du climat, & purifient l'air.

CHAPITRE II.

Des causes de la petite Vérole, &
de ses différences.

Nous ne connoissons pas assez l'Ethiopie, pour prononcer sur les causes naturelles de cette maladie. Il est certain que le pays est extrêmement chaud, & l'analogie que ce mal a avec la peste, fait croire que c'est une putréfaction animale qui en est le principe. Mais il suit de tout ce que nous avons dit, que plus il y aura de personnes attaquées à la fois de la petite Vérole, plus il y aura de corpuscules varioleux, qui se mêlant dans l'air, infecteront les meubles, les habits, &c; & par conséquent, plus la contagion fera de progrès. Ce qui nous fait voir aussi de combien de funestes effets doit être suivie l'opération nouvelle qu'on

s'eſt efforcé dernierement d'introduire en France, ſous prétexte de
rendre la maladie moins dangereuſe. Car il eſt certain que plus on inocule de ſujets, plus on charge l'at-
moſphere de particules varioliques,
& par conſéquent plus on étend
la contagion qui ſe fortifie encore
par les petites véroles qui arrivent
alors accidentellement, outre que
celle qui exhale des corps inoculés infecte plus ſûrement & plus
promptement, comme je le prouverai plus bas.

Quoiqu'il n'y ait point de ſaiſons
dans l'année, où la petite Vérole
ne puiſſe regner, c'eſt principalement au printems & dans l'automne qu'elle fait plus de progrès.

Boerhaave qui nous en a donné une hiſtoire abrégée, d'après
tous les Auteurs qui en ont écrit,
dit qu'elle commence au printems, augmente en été, diminue
en automne, & finit en hiver pour

recommencer au printems suivant.

Elle est généralement plus bénigne dans les campagnes que dans les villes ; chez les pauvres que chez les riches ; dans la premiere jeunesse que dans les adultes, & ceux qui sont avancés en âge ; chez ceux qui vivent frugalement, que chez les personnes qui se nourrissent le plus délicatement, ou font toujours bonne chere. Elle est plus meurtriere lorsqu'elle se trouve compliquée avec quelque autre maladie épidémique, comme fiévre maligne, putride, catharrale, vermineuse, ou pourprée, fluxion de poitrine, pleurésie, pleuroperipneumonie ou angine, que quand elle est seule. Elle fait beaucoup de ravages chez les scorbutiques, les pulmoniques, les galeux, les dartreux, les bilieux, les hipocondriaques, les femmes enceintes, ou réglées avec excès, & chez tous ceux qui ont le sang fort âcre, de quelque espece que soit l'acrimonie.

On a remarqué que le tempérament de chaque individu, un sang épais ou serré, un sang lâche ou moins compact, & les qualités accidentelles qu'il peut acquérir, une viscidité phlogistique ou glaireuse, une acrimonie alkaline, scorbutique, bilieuse, purulente, scrophuleuse, cancéreuse, ou colliquative, n'ont pas moins de part que la contagion même, à la production des différens symptomes qu'on observe dans la petite Vérole, qui devient par-là plus ou moins dangereuse, discrete ou confluente, maligne, pourprée, gangréneuse, ou sanguinolente.

On distingue ordinairement cette maladie en discrete & confluente. On l'appelle *discrete*, lorsque les pustules sont d'une certaine grosseur, & laissent quelque
intervalle

intervalle entre elles ; mais si elles sont petites & accumulées les unes contre les autres, de sorte qu'il n'y ait point d'espace qui les divise, on l'appellera *confluente*.

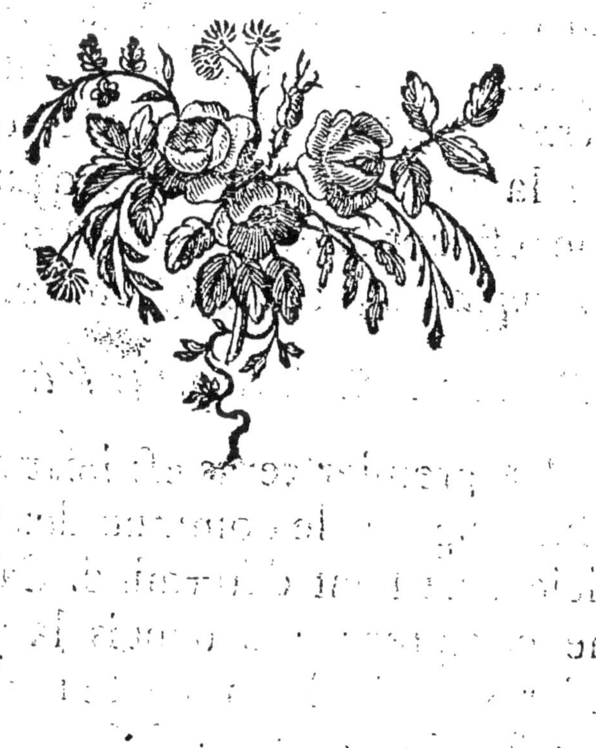

B

CHAPITRE III.

Des différentes périodes, ou des qua-
tre tems de la petite Vérole.

TOUTE la durée de la petite
Vérole se partage en quatre
tems différens. Le premier est celui que l'on nomme tems de *con-*
tagion ; le second est celui de
l'*éruption* ; le troisieme est le tems
de la *suppuration*, & le quatrieme est appellé le tems de *des-*
quammation, ou d'*exsiccation*.

Premier tems de la petite Vérole.

LE premier tems est beaucoup
plus long que le commun des Praticiens ne l'ont déterminé. Car ils
ne comptent que depuis la premiere indisposition que le malade
a ressentie, comme frisson, mal
de tête, envie de vomir, fiévre,
ou lassitude. Cependant aucun de
ces symptomes ne se déclare que
plusieurs jours après que le virus

variolique s'eſt gliſſé dans le ſang.
L'inoculation ſert de preuve à ce
que la raiſon avoit dicté, & nous
en tirons cet avantage, que dans
toute épidémie varioleuſe, nous
ſçavons qu'il faut ſaiſir le moment
des premieres indiſpoſitions pour
faire les remedes indiqués en pareil cas. Mais c'eſt ici qu'il eſt néceſſaire de bien connoître le tempérament du malade. Tout le
monde convient que cette connoiſſance eſt le ſeul moyen de bien
diriger le traitement. Je ferai
voir plus bas que la plûpart de
ceux qui employent le plus volontiers ce terme, en connoiſſent fort
peu le ſens. Cependant il ſeroit à
ſouhaiter que chacun connût bien
le tempérament qui lui eſt propre.
On verroit par-là à quelles maladies on eſt le plus ſujet, comment
on peut les éviter, & de quels remedes on doit ſe ſervir pour les
combattre ; ainſi chacun pourroit

B ij

être en partie ſon propre Médecin, & il eſt étrange qu'on ne le ſoit pas à 40 ans. Mais faute de cette connoiſ-ſance, combien voit-on d'erreurs irréparables dans les commence-mens des maladies aiguës, qui par-là dégénérent ſouvent en chroniques qu'on a bien de la peine à dom-pter ? Combien de fatales ſaignées éviteroit-on, ſi on étoit bien au fait de cette ſcience ? & que ne penſeroit-on pas de la vanité de ceux qui la regardent comme ab-ſolument inutile dans la pratique ?

J'ai dit par rapport à la petite Vérole, qu'il faut compter dès le commencement des premieres in-diſpoſitions. Ce ſont ces ſympto-mes que quelques Auteurs appel-lent *primus contagii latentis impetus*, ce qui fait que la plûpart appellent auſſi ce tems-là, le tems de la contagion.

Il eſt ordinairement de quatre jours dans la petite Vérole diſcrete, & quelquefois feulement de trois & demi, rarement paffe-t-il le quatrieme. Dans la confluente il dure moins, & n'eft que de deux jours, de deux jours & demi, ou de trois. S'il arrive quelquefois qu'il s'étende plus loin, c'eft qu'il eft furvenu au malade quelque fymptome qui retarde l'éruption. Les fymptomes de ce premier tems font, 1° Le friffon fuivi de fiévre. 2° Une foif ardente, & un grand dégoût. 3°. Blancheur de la langue, mal de tête & affoupiffement. 4° Démangeaifon au nez, éternûement fréquent, cuiffon dans les yeux, enflure des paupieres, & peine de regarder la lumiere. 5° Des naufées fréquentes, & quelquefois fuivies de vomiffement, une toux féche avec difficulté de refpirer. 6° Des douleurs aiguës à la tête, aux lombes, & au creux de l'eftomac quand on le preffe avec la main. 7° Alors la fiévre augmente, le vifage s'allume, l'urine eft quelquefois naturelle, quelquefois crue & trouble, & le fang eft coëneux. 8° Pour l'ordinaire, le malade fue, ou il a le devoyement ; mais ces deux fymptomes ne fe rencontrent jamais enfemble.

Prognoftic que l'on peut tirer de ce premier tems pour le fecond.

1° Si dans ce premier tems, les enfans éprouvent des mouvemens épileptiques ou convulfifs, on peut prononcer que l'éruption doit bientôt fe faire. Cependant avant que de porter le prognoftic, il eft bon d'examiner la bouche, parceque ce fymptome peut provenir des dents, & cela arrive fort fouvent. 2° Les fortes fueurs dans le tems de contagion, annoncent unepetite Vérole difcrete. 3° Le dévoyement eft ordinairement l'avant-coureur de la confluente.

4° Plus l'éruption tarde , plus on a lieu d'espérer que la petite Vérole sera discrete & bénigne , à moins que le malade ne se plaigne de quelque douleur aiguë , & que les symptomes ordinaires ne soient très violens. 5o Plus les symptomes sont légers , ou en moindre quantité , plus on a lieu d'espérer que l'éruption n'en aura que de favorables , & que la petite Vérole sera bénigne. 6° Quand on souffre beaucoup dans le premier tems , sur-tout aux hypocondres , & que les anxietés , les nausées , & les vomissemens sont fréquens & considérables , on doit attendre une petite Vérole confluente. 7° Que si ces symptomes durent jusqu'au troisieme jour , on peut, sans balancer, prédire que la maladie sera d'une mauvaise espece.

Second tems ou éruption, avec les deux autres tems dans la petite Vérole discrete.

LE visage, le cou, & la poitrine sont les parties où la petite Vérole commence d'abord à se déclarer par de petits points rouges semés çà & là, lesquels se multiplient ensuite, & paroissent peu à peu par tout le corps, jusqu'à la plante des pieds. Il est bien difficile, pour ne pas dire impossible, de distinguer d'abord l'éruption morbilleuse d'avec la varioleuse par les points rouges seuls; les uns & les autres se ressemblent fort & ne paroissent que comme des piquûres de puces. Le Médecin prudent fera attention dans ce cas, 1° au genre d'épidémie qui regne. 2° au degré de force des symptomes du premier tems, & particuliérement à l'état des yeux & de la poitrine du malade. Dans

la

la Rougeole, les yeux font ordinairement enflammés, & comme larmoyans, il y a une toux fréquente & incommode. Si on ajoute à ces fymptomes une épidémie morbilleufe, & moins de fouffrance dans le premier tems, on pourra prononcer que c'eft la Rougeole & non pas la petite Vérole.

Il fera néanmoins toujours plus fage d'attendre le fecond ou troifiéme jour de l'éruption. Car dans la petite Vérole les points rouges groffiffent & s'élevent fur la peau, & de rouges qu'ils étoient au commencement, ils deviennent cryftallins, enfuite d'un pâle obfcur, & enfin il y paroît au milieu un point qui devient jaune. Ce jaune augmente de plus en plus jufqu'à ce que les puftules foient entiérement mûres. Alors les intervalles de la peau s'enflent, rougiffent, s'enflamment, & deviennent fort

C

douloureux, les paupieres se tumé-
fient, & se colent souvent ensemble. Ensuite les mains, les doigts,
& les autres parties s'enflamment
de même jusqu'au onziéme jour
qui est ordinairement le point de
maturité. Puis les parties commencent à se désenfler, & continuent à
s'affaisser peu à peu jusqu'au quatorze ou quinziéme que les pustules desséchées tombent les unes
après les autres par tout le corps,
excepté aux extrémités ; ensuite de
quoi il reste encore quelques croutes qui laissent ordinairement après
elles de petits trous, ou cavités.
Au reste, l'éruption ne se fait pas
toute en même tems, même au
visage & à la poitrine, mais suc-
cessivement. On y voit souvent
paroître de nouveaux points rouges quand les premieres pustules
sont déjà en suppuration. Le point
jaune paroît ici, tandis que le pâle
obscur est encore-là, & le crys-

tallin ailleurs. De-là la difficulté de décrire le second tems féparément des deux autres.

Cependant le Médecin diftinguera ces tems par la progreffion, & les changemens fenfibles que je viens d'expofer, en comptant depuis l'apparition des points, jufqu'à la chûte des croutes ou des écailles.

Mais il n'en eft pas de même du premier tems ; il ne paroît rien alors à la peau, & tout ce qu'on a à confidérer eft l'ordre des fymptomes qui fe fuivent, ou qui féviffent à la fois.

Cependant on regarde le huitieme jour comme la fin de l'éruption. L'enflure & l'inflammation des extrémités commencent auffitôt, & ces fymptomes font dans toute leur force au onziéme jour, auquel toutes les puftules de cette efpece de petite Vérole font auffi en leur dernier degré de maturité. Enfuite elles fe féchent jufqu'au

quinze, qu'elles commencent à
tomber de toutes parts, excepté
aux extrémités, où elles restent
encore quelques jours.

En général, on peut compter
quatre jours pour le tems de contagion, autant pour l'éruption,
trois pour la suppuration, & quatre pour l'exsiccation. Mais pour
compter avec plus de précision;
le tems de contagion se mesure
depuis le premier symptome jusqu'au moment que les points rouges commencent à paroître: celui
de l'éruption, jusqu'à ce que le
pus jaune se montre à la pointe des
pustules: celui de suppuration jusqu'à la parfaite maturité des boutons, c'est-à-dire, jusqu'à ce qu'ils
soient remplis de pus; & enfin celui de l'exsiccation, jusqu'à ce
qu'ils commencent à tomber.

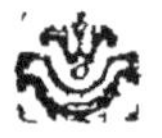

Les trois derniers tems de la petite Vérole confluente.

LA petite Vérole confluente dans le tems de l'éruption, se présente plutôt sous les apparences d'un Erysipele ou d'une vraye Rougeole, que sous celles d'une véritable petite Vérole. Il n'y a que la violence des symptomes qui paroissent pendant le tems de la contagion, & l'épidémie varioleuse regnante jointe au défaut des autres symptomes que j'ai dit plus haut convenir proprement à la Rougeole, qui puissent déterminer le Médecin à prononcer sur le genre de la maladie.

Dans la confluente, les pustules ont peu de saillie, elles sont très-petites au visage, au cou, à la poitrine, au dos, & au bas ventre; mais elles grossissent davantage vers les extrémités. Elles sont

C iij

quelquefois si serrées au visage, qu'on les prendroit pour une espece de masque. La peau est souvent lisse & unie jusqu'au huitieme jour, mais au neuvieme elle devient toute hérissée de pustules qui sont d'un brun fort obscur, & conservent à peu près la même couleur jusqu'à leur parfaite maturité, après quoi elles sechent & tombent d'elles-mêmes. Ce dernier tems est plus ou moins long, suivant que la maladie a été plus ou moins violente. Il est des malades qui en conservent des reliquats jusqu'au vingt-quatre, & dont les croutes qui tombent, sont si corrosives qu'elles laissent de gros trous à la peau, des cicatrices, & des coûtures hideuses. Telle fut la petite Vérole confluente des deux filles du Colonel Sadler, dans la Comté de Tiperari en Irlande, dont elle délabra tel-

lement le visage, que de char-
mantes qu'elles étoient, elles ne
furent plus en état de se montrer;
ce que j'ai rapporté dans mes Réflexions sur l'Inoculation.

CHAPITRE IV.

Observations particulieres sur la petite Vérole.

1. **L**A FIEVRE varioleuse est dans sa plus grande force depuis le commencement du premier tems, jusqu'à celui du second. Alors elle commence à baisser, parceque la matiere varioleuse, ou la contagion qui s'est glissée dans le sang, s'affoiblit par l'éruption des points rouges ; mais quoiqu'elle diminue quelquefois beaucoup dans cette premiere éruption, elle se soutient toujours plus ou moins jusqu'à l'entiere maturité des pustules. La raison de cette diminution est l'évacuation de la matiere, 1°. par la sortie des points rouges ; 2°. par l'exhalation d'un fluide insensible qui les éleve, les grossit, & s'y condense en-

fin en une humeur fenfible & cryf-
talline ; 3°. par la fortie d'une humeur plus épaiffe qui fait la couleur d'un pâle obfcur ; 4°. par la
matiere purulente qui remplit les
boutons, & les porte à leur plus
haute extenfion.

Si la fiévre difparoît alors entiérement, c'eft une marque que
la matiere variolique eft toute fortie, du moins hors des vaiffeaux
fanguins, ou diminuée au point
qu'elle ne puiffe plus produire ce
fymptome.

Cependant on remarque dans
le tems de l'exficcation, fur-tout
de la petite Vérole confluente,
une nouvelle fiévre que l'on appelle *fecondaire*. Elle n'eft pas
moins varioleufe que la premiere,
avec cette différence néanmoins
que la premiere a été la caufe de
la petite Vérole, & que la *fecondaire* en eft l'effet. C'eft la contagion que le hafard ou l'art ont in-

troduite dans le corps, qui produit la fiévre *primitive*, ou la premiere fiévre. C'eft la contagion, ou le pus variolique qui fort des boutons mûrs, qui caufe la fiévre *fecondaire*.

La fiévre *primitive* commence avec la maladie, & dure plus ou moins pendant les trois premiers tems. La *fecondaire* ne commence que lorfque la *primitive* a entiére-ment ceffé. La contagion, qui pro-duit la premiere fiévre, eft la vraie caufe de la petite Vérole. Le pus varioleux, qui occafionne la fiévre *fecondaire*, eft la vraie crife de la maladie. La premiere contagion vient de l'air, & eft étrangere au corps; la feconde prend naiffance dans le fang, & fi elle pouvoit en fortir librement, la fiévre *fecon-daire* n'auroit pas lieu. Mais elle fubfifte fouvent entre les croutes durcies des puftules & la peau, fur-tout dans la petite Vérole confluente, dont les boutons fe joignent quelquefois même sans la moindre apparence d'intervalle, de sorte qu'elle est repompée par les vaisseaux absorbans, qui la font rentrer dans le sang. Il ne faut donc pas confondre la fiévre *secondaire* avec la fiévre de *suppuration.* J'ai déjà parlé de la fievre secondaire dans ma Dissertation contre l'Inoculation. Je ferai voir ailleurs comment certaine matiere produit & cause ce mouvement qu'on appelle fiévre.

11. On remarque dans la petite Vérole discrete que tous les symptomes du tems de contagion, excepté la fiévre, se dissipent aussitôt que l'éruption est faite ; & que dans la confluente, ils subsistent encore après l'éruption. Il y a donc une différence réelle entre les principes de ces deux especes de petites Véroles.

Voici d'autres raisons qui pourront prouver cette différence.

1° Les symptomes de la confluente sont plus violens & plus dangereux que ceux de la discrete. 2° La nature a beaucoup plus de peine à se débarrasser de la contagion dans celle-là que dans celle-ci, puisque dans la premiere elle ne sort que difficilement, & qu'il en reste dans le corps malade jusqu'au vingt-troisiéme ou vingt-quatriéme jour, au lieu que dans l'autre elle sort très-facilement, & ne subsiste plus visiblement après le quinze. 3° Les dernieres croutes ou écailles qui tombent dans la confluente sont corrosives, au lieu que dans la discrete elles ne le sont point.

Je conviens avec M. Mead, qu'il n'est guères facile, pour ne pas dire possible, de découvrir la nature du virus variolique ; mais cela ne m'empêchera pas de conclure, que puisqu'il produit des effets différens dans la discrete &

la confluente, il a différens carac-
tères, & eſt plus dangereux dans
l'une que dans l'autre ; ce qui
montre que dans l'inoculation,
c'eſt une imprudence blâmable
que de la faire avec du pus tiré
d'une petite Vérole confluente.

Les premiers Inoculateurs pen-
ſoient de même ; mais leurs ſuc-
ceſſeurs nous aſſurent, qu'ils n'ont
pas craint ſouvent d'employer toute eſpece de pus variolique indifféremment, même les croutes tom-
bées des bords des inciſions, faute
d'autres, & qu'ils ſe ſont convaincus que le choix n'y fait rien. Ils
avouent néanmoins que l'inoculation donne quelquefois une petite Vérole confluente, mais ils
en rejettent la cauſe ſur la qualité
des humeurs du ſujet inoculé.

M. Mead ſemble inſinuer la
même choſe, quand il dit que dans
la même famille & dans la même
maiſon, on voit à la fois des pe-

tites Véroles discretes & des confluentes, comme si les personnes
qui demeurent dans la même maison, ne pouvoient prendre la maladie que du premier qui en est
attaqué, ou ne la prendre que les
uns des autres. La chose paroît
assez probable. Mais il est très-
possible encore qu'on la prenne
ailleurs que chez soi quand elle
est épidémique; & il est rare qu'on
n'en trouve pas des unes & des
autres. Comment donc l'air ne seroit-il pas infecté des miasmes de
la confluente, aussi-bien que de
ceux de la discrete? Pourquoi re-
fuseroit-on d'admettre la possibilité de ce moyen, aussi-bien que
l'autre? Il y a apparence que dans
une maison un peu aisée, on ne
permet pas que les enfans qui
n'ont pas eu la maladie, entrent
dans la chambre de celui qui en
est attaqué. Cependant comme ils
sortent & prennent l'air, s'ils ga-

gnent la contagion, il n'eſt pas
moins vraiſemblable que ce ſoit
par l'air extérieur, que par celui
de la maiſon. Au ſurplus, puiſqu'il eſt de la derniere importance aux inoculés de ne pas contracter une petite Vérole confluente, qui eſt toujours dangereuſe &
pour l'ordinaire mortelle, ils devroient prendre les plus grandes
précautions, non-ſeulement par
rapport à l'eſpece de pus qui ſera
employé pour l'opération, mais
encore par rapport aux préparatifs
néceſſaires, qui doivent toujours
la précéder.

Si la petite Vérole confluente dépend d'une certaine eſpece toute
particuliere de ſemence, comme il
ſemble qu'on a lieu de le ſoupçon-
ner, ils ne doivent jamais permettre qu'on leur inſere d'autre pus que
celui d'une petite Vérole diſcrete.
Si elle ne dépend que de la diſpoſition des humeurs, ſoit naturelle,

ſoit accidentelle, comme nombre d'obſervations le font croire, ils doivent fentir combien il eſt néceſſaire que l'opérateur ſoit un homme capable de connoître l'état actuel des humeurs, & de les dépouiller de toute eſpece de vice, s'il s'y en trouve.

On me répondra que la premiere condition eſt facile à remplir. Je l'avoue, ſi l'on pouvoit avoir une entiere confiance aux Inoculateurs. Mais ils pourront toujours dire qu'ils n'employent d'autre pus que celui d'une petite Vérole diſcrete, puiſqu'ils ſont perſuadés que la différence n'y fait rien. Quant à l'autre condition, on me permettra de douter que la plûpart de ces Meſſieurs ſoient en état d'y ſatisfaire. Car je ne crois pas qu'ils ſe piquent d'être des aigles en Médecine, & j'oſe dire que le Médecin le plus éclairé ne promettroit pas de diſtinguer

d'abord

d'abord tous les vices accidentels des humeurs, ni de les détruire dans une année.

Par exemple, il y a bien des perſonnes qui ont eu des dartres, qu'elles croient abſolument guéries, parcequ'il n'en reſte plus de traces ſur la peau. Mais on pourroit leur demander ſi elles ne reſſentent point quelquefois des douleurs, ſoit fixes, ſoit vagues, ſi elles ne ſont point ſujettes à avoir des boutons qui diſparoiſſent & renaiſſent de tems en tems, & ſi enfin elles n'éprouvent point quelque mal-aiſe. Ceux qui avec de telles diſpoſitions, ſe laiſſent inoculer courent les riſques d'une petite Vérole maligne, & peut-être mortelle. S'ils s'adreſſent pour cela à gens peu éclairés & nullement verſés dans la pratique de la Médecine, ces Meſſieurs paſſeront ſur les difficultés, & ne ſe trouveront point arrêtés par les obſtacles que je viens de dire, parcequ’ils ne les connoiſſent aſſûrément pas ; ils promettront tout, & les inoculés en feront la dupe.

Il y a des familles entieres dont le ſang eſt infecté d’un levain qu’on ne ſoupçonne pas. On ſe met peu en peine de le connoître, on inocule toujours à bon compte, & ſi l’on ne tue pas, on expoſe du moins ſa victime aux plus grands dangers. A qui s’en prendre ? L’Inoculateur eſt à l’abri des reproches, il a fait ſa charge, il en reçoit le profit, & ſe tranquilliſe à tout événement.

Il y a peu de perſonnes qui n’ayent hérité de quelqu’un de ſes ancêtres, de certains principes morbifiques plus ou moins dangereux. Il n’eſt pas douteux que les vices des peres, tant pour le phyſique que pour le moral, ne s’étendent ſouvent bien loin dans leur poſtérité. Ceux qui ont le malheur de porter dans leur sang ces semences funestes, devroient plus que tous autres, se défier de l'inoculation. Il est vrai que la jeunesse retarde souvent les effets de ces principes, mais l'inoculation peut les réveiller, & les mettre en action beaucoup avant le tems, au lieu qu'ils seroient peut-être restés assoupis jusqu'au déclin de l'âge. La chose, dira l'Inoculateur, sera toujours incertaine, ou on l'oubliera, ou je n'y serai plus, & cela me suffit.

Je m'étendrai un peu plus loin là-dessus en parlant des vices des humeurs.

III. Dans la petite Vérole confluente, il y a ordinairement un *Ptyalisme* chez les adultes, du moins il paroît d'abord au commencement de la déssiccation. Dans les enfans, au lieu du *Ptyalisme*, c'est le dévoyement ; il en est cependant chez qui ce dernier symptome ne paroît point.

IV. Si dans la petite Vérole discrete, la sueur, l'enflure & la rougeur du visage disparoissent subitement le huitieme jour de la maladie, on a beaucoup à craindre pour les suites ; & si ces changemens sont suivis de délire, d'assoupissemens, & de difficulté d'uriner, le malade est menacé d'une mort prochaine.

V. Lorsque la salivation cesse entiérement dans la petite Vérole confluente, sur-tout le onzieme jour, le malade est en danger. Il faut donc alors rétablir cette évacuation, s'il est possible. Mais si au même tems, que le visage se désenfle, les mains restent au même état qu'elles étoient auparavant, c'est signe d'une mort prochaine.

VI. Si la matiere du *Ptyalisme* est si épaisse que le malade ne puisse la cracher, il court risque d'en être étouffé.

VII. Si dans l'une ou l'autre des deux especes de petite Vérole, la fiévre est très-violente, & aiguë pendant tout le cours de la maladie, il y a du danger.

VIII. La difficulté de respirer, la phrénésie, une affection soporeuse, le pourpre dans les interstices ou sur la pointe des boutons, enfin des taches pétéchiales qui paroissent & disparoissent tour à tour, sont autant de mauvais signes.

IX. La matiere qui remplit les pustules, est quelquefois gangréneuse; quelquefois le sphacèle ou la mortification se déclare dans les parties, & ce sont toujours des avant-coureurs de la mort.

X. Les hémorrhagies de toute espece sont mauvaises. Celles du nez, de la poitrine, des reins, & le flux menstruel, sont d'un funeste augure.

XI. La difficulté d'uriner, & sur-tout la suppression totale de ce liquide chez les jeunes gens, sont presque toujours suivies de la mort.

XII. Les pustules disparoissent quelquefois, souvent elles s'affais-sent, & ces symptomes ainsi que le dévoyement chez les adultes, sont toujours dangereux.

XIII. La petite Vérole la plus bénigne, compliquée avec une fluxion de poitrine, une pleurésie, une pleuropéripneumonie, ou une fiévre maligne, devient très-dangereuse, & ordinairement mortelle. Ainsi on ne doit jamais per-mettre l'inoculation dans un tems où il régne d'autres épidémies.

XIV. Il est de la derniere impor-tance, en cas de petite Vérole, que celui qui la traite, connoisse le tempérament du malade, la qualité de ses humeurs, le plus ou moins de disposition qu'il a à contracter des maladies inflammatoires, l'espece de petite Vérole dont il paroît être menacé, & les remedes propres dans tous les cas. Sur quoi on ne sçauroit trop s'étonner de voir tant de gens confier leur tête, ou celle de leurs enfans, aux personnes les moins expérimentées dans un genre de maladie où les fautes les plus légeres dans le traitement, ont quelquefois les effets les plus funestes.

xv. On doit juger du degré de malignité de la petite Vérole, par le caractère & la quantité des boutons qui occupent le visage.

xvi. Quand les symptomes du tems de contagion sont légers, il y a lieu d'espérer que ceux des autres tems ne seront pas fort dangereux. Mais il y a tout lieu de craindre quand ces premiers symptomes sont violens ou en grand nombre, parceque les suivans seront de la même force.

XVII. C'eſt un bon ſigne quand l'éruption ſe fait lentement ; car l'expérience nous fait voir qu'elle annonce ordinairement une petite Vérole légere & benigne.

XVIII. Moins il y a de puſtules, moins le malade eſt en danger.

XIX. Les boutons les plus favorables ſont ceux qui ſont un peu ſéparés les uns des autres, arrondis, mols, gros & blancs, & un peu terminés en pointe.

XX. Quand ils ſortent promptement, qu'il y en a beaucoup au viſage, ou près de la tête, qu'ils fluent beaucoup, ſe joignent enſemble, & ſont petits, obſcurs, livides ou noirs, c'eſt un ſigne que la matiere eſt fort âcre ; & en général ces eſpeces de puſtules ſont malignes ou dangereuſes.

XXI. Il eſt bon que les intervalles des boutons ſoient rouges & enflammés dans le troiſieme tems, & qu'ils deviennent jaunes de plus en plus ; & c'eſt au contraire une mauvaiſe marque, quand ces interſtices ſont pâles, bruns ou noirs, auſſi-bien que la pointe des boutons. Leur flaccidité ou affaiſſement dans ce tems-là eſt ordinairement ſuivi de quelque autre maladie funeſte.

XXII. Lorſque la petite Vérole occupe quelque partie intérieure, comme les poulmons, l'eſtomac, la gorge, ou quelque autre viſcere, il y a toujours à craindre ; mais il n'en eſt pas de même lorſqu'elle n'occupe que la peau.

XXIII. Ceux qui ſont beaucoup phlegmatiques, ou qui ont les fibres molles, lâches ou foibles, les enfans & les femmes hors de l'état de groſſeſſe, riſquent moins que ceux qui ont les fibres ſerrées, fortes & élaſtiques, que les vieillards, les hommes faits, la jeuneſſe bouillante, ceux qui mangent beaucoup de ragoûts, d'épicerie, & qui font un grand usage du caffé, & que ceux enfin qui fatiguent beaucoup, & qui travaillent journellement, ou qui prennent de violens exercices.

XXIV. La petite Vérole laisse souvent après elle plusieurs sortes d'incommodités. 1° Des marques plus ou moins grandes au visage, & autres parties, des cicatrices & des coûtures. 2° Des taches aux yeux comme des perles, des inflammations & rougeurs fréquentes aux yeux & aux paupieres, où j'ai souvent remarqué des ulceres, une foiblesse, & quelquefois une perte totale de la vûe. 3° Des tumeurs incommodes & malignes, des abscès & des gales fréquentes en différentes parties du corps. 4° Des mouvemens convulsifs & quelquefois épileptiques. On a vû même succéder à cette maladie des attaques d'apoplexie; & j'ai dernierement reçu une lettre d'un Médecin qui me marque avoir vû un exemple tout pareil après l'inoculation. 5° Des vomiques, des asthmes, des fluxions de poitrine, des pleurésies, des phthisies, des cachéxies, & la maigreur. 6° La manie & l'épilepsie ont souvent été la suite de l'inoculation. 7° La petite Vérole a laissé quelquefois des dartres cruelles, & la maladie pédiculaire, comme il y en a eu un exemple dans un Apoticaire de Paris qui vit encore. Sa petite Vérole n'ayant pas assez suppuré, il lui resta cette incommodité affreuse avec des dartres, qui jointes à la vermine, l'ont tourmenté beaucoup pendant dix ans, jusqu'à ce qu'il fut attaqué d'une autre petite Vérole qui emporta ces deux maladies à la fois. 8° Il reste aussi quelquefois une surdité intermittente, une foiblesse de vûe & pesanteur de tête, comme cela est arrivé à un

étudiant qui avoit subi l'inoculation, & qui fut guéri de ces incommodités par une seconde petite Vérole confluente qu'il eut à
Paris. 9º Des douleurs intermittentes d'estomac dont j'ai vû un
exemple dans une Demoiselle de
cette Ville. Aussi-tôt qu'on eût
soulagé ces douleurs, elle eut des
gales au visage, sur les lévres &
au nez, lesquelles passerent à une
des mammelles, & enfin y cau-
serent une inflammation qui fut
suivie d'un abscès considérable. J'ai
traité & guéri tous ces reliquats
de la petite Vérole par le seul
usage de la ptisanne sudorifique
avec un peu d'antimoine. 10º On
a vû en Irlande des siévres milliai-
res & pétéchiales suivre l'inoculation. Or si l'on considere la nature & la situation de la membrane cellulaire, & la guérison
de ces maladies secondaires dont
je viens de parler, on ne pourra

s'empêcher de conclure que les restes de petite Vérole se conservent dans les espaces de cette membrane, par le moyen de laquelle il s'en fait quelquefois des métastases d'un endroit à un autre.

Si l'on me demande comment ces restes sont ainsi retenus dans cette partie, & produisent ensuite toutes ces différentes maladies secondaires ; je répons que pour faire sortir toute la matiere variolique, il faut un certain degré de fiévre, & que quelquefois cette fiévre diminue ou est supprimée à contre-tems. La nature fait tout ce qu'elle peut pour chasser la matiere variolique qui reste. Mais s'il en passe quelques petites parties dans la membrane celluleuse, & que la nature soit trop affoiblie pour les en chasser, elles y restent pour se réveiller dans la suite, quand elles auront pris des forces.

Or dans l'inoculation, la fiévre

varioleuse est presque toujours trop foible, ainsi il n'est pas surprenant que la petite Vérole artificielle laisse de fâcheux restes ainsi que la naturelle, & que les maladies secondaires dont nous venons de parler, même une nouvelle petite Vérole, en soient les suites tantôt plutôt, tantôt plus tard, suivant le lieu où ces restes se trouvent can-tonnés.

CHAPITRE V.

Réflexions sur un remede proposé par Boerhaave pour prévenir les dangers de la petite Vérole.

POUR prévenir les dangers de la petite. Vérole, Boerhaave qui semble croire que les malheurs qui accompagnent cette maladie, dépendent pour la plûpart de la malignité du virus variolique, a recommandé en 1713 la recherche d'un remede qui peut se trouver dans le mercure & l'antimoine, & dit qu'il a été administré autrefois heureusement en pareil cas. Il y a apparence que cette idée lui est venue de la lecture de Jean Agricola, de Jean Welhard, & d'Etmuller. M. Mead au contraire, prétend que cette idée est entiérement opposée au dessein de la nature; que la petite Vérole est une fiévre éruptive, & que la crife ne peut jamais s'en faire que par la peau.

Mais depuis la découverte de l'onguent mercuriel par Carpi, juf-qu'à nos jours, on a foutenu que le mal vénérien ne pouvoit être guéri que par la falivation, parce-qu'elle paroiffoit en être la crife naturelle. Cependant il eft hors de doute qu'on le guérit plus effi-cacement, plus radicalement, fans danger, & avec moins d'in-commodité, fans falivation, com-me je l'ai démontré dans une thè-fe publique en 1741. Pourquoi défefpéreroit-on de trouver quel-que fecours femblable pour la pe-tite Vérole?

Mais tout Médecin, dit un fçavant Anglois, doit aider à la nature, & ne jamais la détourner de fes opé-rations, à moins qu'elles ne tendent à la deftruction du malade, ou ne le menacent d'une cachéxie. La mé-thode de Boerhaave, pourfuit il,

expofe les malades à plufieurs récidives, car on ne fçauroit conce-
voir qu'elle puiffe produire la fé-
paration & l'évacuation de la femence variolique qui fe trouve
tant dans les fluides que dans les
folides. Par conféquent, ceux qui
auront été traités felon cette méthode, feront toujours en danger
de reprendre cette maladie : &
s'ils fe trouvent dans la fphere d'ac-
tivité des exhalaifons varioleufes,
ils doivent en être attaqués, puifqu'on n'eft pas exempt de la petite Vérole confluente pour avoir
eu la difcrete ; & qu'après la confluente, on peut avoir une fiévre
varioleufe, avec ou fans éruption.
Par conféquent, celui qui aura
pris les remedes propofés par Boerhaave, fera expofé à contracter
une plus mauvaife efpece de petite Vérole qu'auparavant. Il feroit donc néceffaire que les remedes de cet Auteur pûffent faire

sortir toute la matiere varioleuse sans éruption.

Pour appuyer cette doctrine, il rapporte la remarque précédente qu'il attribue à M. Mead, & que j'ai cherchée envain dans son traité de la petite Vérole.

Je répons à tout cet argument. 1°. Que je ne sçaurois déterminer comment le mercure sépare le virus vénérien du sang, & le chasse du corps sans salivation, ou sans autre évacuation quelconque. J'en suis cependant sûr par un très-grand nombre d'expériences. 2°. Que tout le raisonnement de cet Auteur porte sur l'existence prétendue du *germe* qu'on suppose chez tous les individus. Mais l'histoire de la petite Vérole, les fréquens retours de cette maladie, non-seulement par accident naturel, mais encore ensuite de l'inoculation, & le grand nombre de personnes, tant Médecins que Chirurgiens, ou Gardes-malades qui sont souvent dans l'atmosphere des exhalaisons varioleuses, sans se ressentir de la contagion, détruisent entiérement cette idée. 3° Que cette remarque attribuée à M. Mead, me paroît une preuve plus que suffisante contre ce syftême, & contre l'inoculation. On peut avoir, dit ce Médecin, une petite Vérole confluente après avoir eu la discrete; & après la confluente, on est exposé encore à éprouver une fiévre varioleuse avec éruption, c'est-à-dire, une vraie petite Vérole. Mais la petite Vérole discrete accidentelle, & la petite Vérole artificielle, disent tous les fauteurs du germe & de l'inoculation, mettent le malade à l'abri de la petite Vérole pour le reste de ses jours. Il faut donc, selon eux, que ces petites Véroles discretes, tant naturelles qu'artificielles, séparent

tout le germe du sang, & le faffent
fortir du corps, & cependant M.
Mead dit qu'on peut avoir une petite Vérole confluente après une
difcrete, & une troifieme après la
confluente.

Comment entendre cette remarque ? A-t-on trois germes, un pour
la petite Vérole difcrete, un autre
pour la confluente, & un troifieme pour la fiévre varioleufe ? S'il
n'y en a qu'un, la premiere petite Vérole l'éteint pour toujours.
C'eft fur cette idée que fe fon-
dent tous les Inoculateurs ; du
moins, c'eft le motif fpécieux de
leur opération. Car ces Meffieurs
commencent d'abord à promettre
qu'elle met à l'abri de la petite
Vérole pour le refte de la vie,
quand même les incifions ne feroient fuivies que d'un léger fuin-
tement.

Mais l'évacuation faite dans
une petite Vérole difcrete, ou

dans une confluente sans inoculation, est ordinairement plus abondante que celle qui se fait par les
incisions de cette méthode, & par
le petit nombre de pustules qui
la suivent.

En vérité, toutes ces alléga-
tions me paroissent bien embrouil-
lées. Pour moi, qui ai eu l'honneur de connoître M. Mead, je
pense que cette remarque, si elle
est véritablement de lui, doit
avoir un autre sens, & que peu
content du remede proposé par
Boerhaave, parcequ'il croyoit
qu'il pouvoit troubler les opérations de la nature, il a voulu in-
sinuer que la petite Vérole qui
en suivoit, ne suffisoit pas pour
détruire toute la disposition que
le malade avoit eue à la contracter. Peut-être après une petite Vérole discrete qui a suivi ce remede, a-t-il vû ensuite une petite
Vérole confluente ? Mais quand

cela feroit vrai, on n'en peut rien conclure pour le général, ni pour la sûreté de l'inoculation, puifque cette opération n'eft pas moins fuivie de rechûtes, que la petite Vérole accidentelle. Pierre Borelle rapporte l'exemple d'une femme qui l'a eue fept fois, & eft morte de la huitieme à 118 ans. *Obf.* x^a *cent.* 3^a.

Enfin fi M. Mead a vû une rechûte, il faut conclure que le remede n'a pas empêché la petite Vérole difcrete de fortir, & de fuivre tous ces tems ordinaires. Il n'a fait que changer l'état des humeurs ; peut-être ne l'a-t-on donné qu'en petite dofe pour faciliter l'éruption, & produire une petite Vérole bénigne. Que fi tout remede préparatoire doit nuire, que deviendra l'Inoculation, dont la préparation fagement conduite eft toujours le point le plus néceffaire ? Jean Agricola donnoit quelque chose de semblable dans le premier tems de la petite Vérole accidentelle.

Tout ce que je puis déduire de ce raisonnement & de la remarque, est 1° que les Inoculateurs ne veulent pas démordre de leur germe (a). 2° Qu'il n'y a rien qui puisse empêcher qu'on ne soit susceptible d'une seconde , & d'une troisieme petite Vérole, à moins qu'on ne trouve un antidote, tel que Boerhaave l'a proposé. La petite Vérole naturelle ne garantit pas de rechûtes, on en a vû après l'Inoculation ; ce que M. Mead ne nie pas absolu-

(a). On peut lire à ce sujet la Dissertation de M. Noguez dans son Discours qui est à la tête de la Relation de M. Jurin sur le succès de l'Inoculation , imprimée en 1724 chez Noël Pissot , Quai des Augustins, à la Croix-d'Or. Le fameux *germe* y est mis dans tout son jour ; mais on verra que le tout, comme l'avoue l'Auteur, est bâti sur des suppositions qu'il prie son Lecteur de vouloir bien adopter avec lui.

ment dans son Traité, quoiqu'il ajoute que quand même il y en auroit eu un exemple, cela ne doit point porter coup à la méthode.

Mais s'il vivoit aujourd'hui, & qu'il fût convaincu comme moi, qu'il y a eu un grand nombre d'Inoculés qui ont été attaqués de la petite Vérole naturelle, longtems après cette opération, & que plusieurs même sont morts d'une rechûte, il condamneroit comme moi la méthode, & penseroit du germe, ce qu'en pensoit Lister, qui le traitoit de chimere : *Commentum.*

L'Auteur qui rapporte cette remarque de M. Mead, dit que l'antidote proposé par Boerhaave, doit avoir la vertu de faire sortir insensiblement la matiere varioleuse, sans causer aucune éruption.

Il y a apparence qu'il produit son effet à peu près comme le mercure

mercure, quand il guérit le mal vénérien fans aucune évacuation fenfible. On ne fçauroit encore prononcer fur l'action de l'un ou de l'autre.

L'envie qu'avoit Boerhaave de trouver ce remede fpécifique contre la petite Vérole, lui a attiré bien des reproches. On l'a comparé à un de ces Adeptes, qui s'étant fait long-tems illufion à eux-mêmes, cherchent à en faire auffi au crédule public, & on a rejetté fon avis pour fuivre une route qui paroiffoit plus conforme à la nature, & qui, dit-on, chaffe toujours par quelque voye fenfible la matiere qui produit la petite Vérole, & caufe la fiévre qu'on y obferve.

A entendre le raifonnement de ces Meffieurs, on diroit que la nature auroit forgé une femence particuliere pour la petite Vérole, laquelle eft homogène, & indeftructible par l'art , & qu'il faut quelque chofe de la même efpece pour l'attirer des recoins où la nature l'a placée. Cette doctrine ne paroît pas moins abfurde que les qualités occultes des anciens Philofophes.

Tâcher d'imiter les opérations de la nature, eft une conduite certainement bien fage. Mais enfemencer fes terres de mauvais grain pour l'empêcher de n'y plus revenir, c'eft un travers d'efprit qu'on ne fçauroit excufer. Si le plus fçavant en fait d'agriculture s'avifoit de dire à un fermier de femer de l'ivraie dans fon champ , & que c'eft l'unique moyen de l'empêcher d'y croître , ce fermier ne manqueroit pas de lui demander s'il eft bien fûr qu'il n'en reftera point dans ce champ , ou fi les vents n'y en apporteront point , & on auroit beau lui dire que non , il ne s'y fieroit non plus que les Hottentots , nation presque stupide , qui voyant quelques-uns de leurs compatriotes mourir de la petite Vérole qu'un Vaisseau Hollandois venoit d'apporter au Cap de Bonne-Espérance, s'enfuirent chez eux, & éleverent des remparts pour arrêter toute communication avec les Hollandois qui faisoient leurs efforts pour les rassurer , parcequ'ils les employoient aux services les plus vils & les plus pénibles (*a*).

L'Histoire de la Médecine, & l'expérience journaliere nous apprennent qu'il y a des contre-poisons dans la nature. Pourquoi n'en trouveroit-on pas contre la petite Vérole? Mitridate Roi du Pont, s'étoit accoûtumé au poison par le moyen d'un antidote. L'eau distillée du laurier triomphale arrête promptement l'action meurtriere

(*a*) Voyez le Traité de M. Mead sur la petite Vérole.

de celle du laurier cerife. L'alkali volatil délayé dans de l'eau,
eft un antidote contre la morfure
de la Vipere ; l'alkali fixe eft celui
du fublimé corrofif. Les Américains
ont leur préfervatif contre la morfure du Serpent à fonnettes, & M.
Lobb Médecin Anglois affure que
fon remede donné à une dofe fuffi-
fante, empêche de contracter la
petite Vérole, quoiqu'on foit journellement au milieu des exhalaifons varioleufes, & auprès de
gens attaqués de cette maladie,
& il en donne plufieurs exemples.

En 1733 Boerhaave donna de
grands éloges au Livre de M.
Lobb, & dit qu'il croyoit que les
remedes propofés par ce Médecin
devoient être d'un grand avantage pour le genre humain.

M. Lobb, voyant périr beaucoup de monde par l'inoculation
dans l'année 1746, publia une

Lettre dans laquelle il recomman-
da fort fon remede dûment pré-
paré & pris en petite dofe, pour
les perfonnes qui fe difpoferoient
à fubir cette opération. Mais fi ce
remede peut prévenir la petite Vérole, en détruire la contagion,
l'empêcher d'infecter les globules
rouges ou blancs du fang, & leur
conferver leur propre modifica-
tion ; s'il en arrête les premiers
fymptomes, & rétablit le fujet
dans fon premier état de fanté, à
quoi bon inoculer ? Ne vaudroit-
il pas mieux s'en tenir à la fimple
adminiftration du remede, comme
on dit que le pratiquent quelques
Inoculateurs qui s'en fervent comme de préfervatif ?

Le Docteur Dovar affure qu'il
a connu nombre de perfonnes qui
fe font préfervées de la petite Vérole par l'ufage du mercure. Mar-
filius Ficinus & Droetus en difent
autant par rapport à la pefte.

Il eſt certain, comme les Inoculateurs en conviennent, que le remede de M. Lobb ne doit point être adminiſtré par toutes ſortes de perſonnes ; mais ſeulement par des hommes ſages & expérimentés, qui puiſſent connoître le tempérament & l'état actuel des humeurs, ce qui n'eſt pas d'une petite difficulté. Mais on pourroit conſulter le Livre de M. Lobb, & prendre le conſeil de quelque Médecin éclairé.

Au reſte, il eſt ſurprenant que ce remede ne ſoit pas généralement en vogue dans la Grande-Bretagne. Il y a apparence que M. Mead n'en a pas parlé avantageuſement ; & quoique les Médecins qui écrivent aujourd'hui ne le condamnent pas, ils ne jugent cependant pas à propos de l'employer comme préſervatif, mais le recommandent ſeulement quand la petite Vérole confluente eft dans toute fa violence , quand le ptyalifme eft arrêté , le vifage defenflé , & que la fiévre fecondaire commence à fe décla-rer. Ce qui empêche vraifembla-blement encore l'emploi de ce remede fuivant les vûes de fon Auteur, ce font les éloges portés jufqu'à l'enthoufiafme en faveur de l'inoculation , la facilité de la faire , & la hardieffe avec laquelle toute efpece de charlatan promet les plus grands fuccès à ceux à qui il la propofe, en déprimant fans doute l'antidote de M. Lobb. Peut-être y a-t-il auffi quelque particularité dans fa préparation , que M. Lobb s'eft réfervée.

Il y apparence que fi ce reme-de eût été publié en Angleterre avant l'établiffement de l'inocu-lation, il y feroit aujourd'hui plus en vogue. Mais cette nouveauté déjà introduite dans le pays par My Lady Worthly Montagu de re-

tour de Conſtantinople en l'année
1720, & accréditée par la relation des expériences de M. Jurin,
Médecin & Sécretaire de la Société Royale des Sciences en 1723
ou 1724, a, pour ainſi dire, fermé
la porte des Grands à cet antidote.

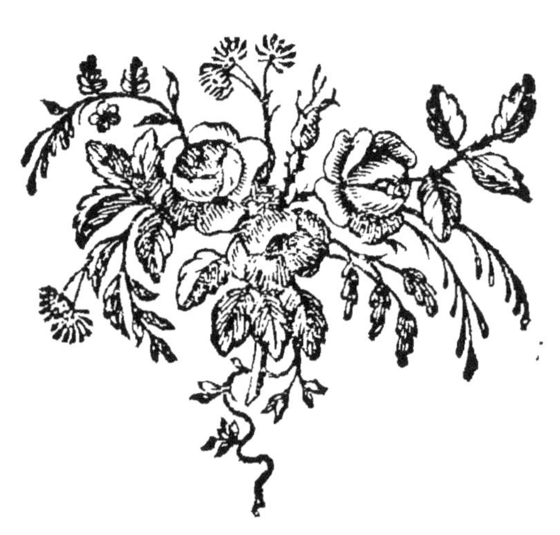

CHAPITRE

CHAPITRE VI.

Dans lequel on discute quelques points qui regardent l'inoculation.

LES disputes pour & contre cette nouveauté, du tems de M. Jurin, renfermoient plusieurs articles particuliers que ce grand homme, vraiment zélé pour le bien public, a réduit aux deux suivans.

« I. Si la petite Vérole commu-
» niquée par l'inoculation, est un
» moyen suffisant pour en garantir
» pour toujours, & si on est en dan-
» ger de l'avoir une seconde fois
» par la voye naturelle.

» II. Si le péril de l'inocula-
» tion est beaucoup moindre que
» celui de la petite Vérole na-
» turelle. Si une fois on peut
» prouver, dit-il, que l'une ou
» l'autre de ces deux propositions

G

» est fausse, il faut absolument re-
» noncer à la pratique de l'ino-
» culation.

» Quant à la premiere de ces
» questions, poursuit-il, il faudroit
» avant que de pouvoir la termi-
» ner absolument, un tems con-
» sidérable, & beaucoup plus d'ex-
» périences que nous n'en avons
» jusqu'à présent.

» Il faut pourtant observer, con-
» tinue le même Auteur, qu'un ou
» deux exemples de cette nature
» ne doivent pas renverser cette
» pratique. On ne sçauroit espérer
» qu'une personne qui reçoit la
» petite Vérole par inoculation,
» soit plus à l'abri de l'avoir dans
» la suite, qu'un autre qui l'a eue
» par la voye naturelle. Nous n'a-
» vons aucune certitude pour af-
» surer que la petite Vérole n'atta-
» quera jamais deux fois naturelle-
» ment la même personne. M.
» Massey, Apoticaire m'a assuré

» qu'il a vû la même personne,
» avoir deux fois la petite Vérole
» naturellement. Si cela arrive
» après la petite Vérole naturelle,
» la même chose peut arriver après
» l'inoculation. Ainsi une person-
» ne qui l'a eue de cette façon ,
» doit se contenter de n'être pas
» plus à couvert de l'avoir une se-
» conde fois, que si elle l'avoit
» eue naturellement , comme on
» ne doit pas être surpris qu'on
» échappe à la petite Vérole après
» avoir subi l'inoculation ; on ne
» doit non plus être surpris si elle
» arrive naturellement après l'avoir
» eue par cette opération ».

M. Jurin ne nie pas que ceux qui ne prennent pas la petite Vé-role par inoculation , peuvent la prendre ensuite par accident , & il en donne des exemples. M. Fre-wen Inoculateur en fait de même.

M. Jurin ne donne pas d'e-xemple de rechûte. Il a écrit dans les premiers tems de l'inoculation en Angleterre. J'en ai donné neuf, dont quatre en France, un à Constantinople suivi de la mort, un en Syrie, & trois en Irlande. On m'a assuré qu'il y en avoit des exemples en Hollande, & je pourrai dans peu de tems en citer plusieurs autres.

Cet Auteur dit qu'il ne faut inoculer personne qui ne soit d'un bon tempérament ; & il ne suffit pas qu'on se porte bien en apparence, il faut encore n'avoir aucune maladie cachée, comme dartres apparentes ou rentrées, gale, fiévre lente, cachéxie, disposition scorbutique, rachitique, scrofuleuse, ou cancéreuse (a), maladie

_____

(a) Je me propose de donner dans peu de tems des éclaircissemens essentiels sur cette maladie meurtriere, & d'indiquer des moyens sûrs de la prévenir efficacement, pourvu que les malades s'y prêtent avant que les glandes des mammelles, ou autres parties affectées ayent acquis ce degré de dureté,

vénérienne héréditaire ou accidentelle, acrimonie purulente, bilieu-

qui caractérise le véritable *Schirre*. Car dès
qu'il est formé, il n'y a plus de communication
entre cette partie, & le reste du corps, du
moins cette communication est si légere,
qu'il n'y a plus lieu d'espérer que les remedes, tant internes, qu'externes, y puissent
causer un changement salutaire ; & en ce
cas là le seul moyen qui reste, est l'extirpa-
tion. Il est certain que dans tout Schirre,
il y a encore quelques ramifications de nerfs,
qui n'ont pas entiérement perdu leur sensibi-
lité, aussi-bien que de petits vaisseaux sanguins confondus, qui tôt ou tard causent des
douleurs lancinantes, lesquelles ne cédent à
aucun remede, ce qui caractérise le *Carcino-
me*, ou le cancer occulte ; changement funeste, où il se fait nécessairement une nouvelle inflammation sourde, qui augmente
par degrés, & se termine par une suppuration gangréneuse, qui détruit & dissout, comme un caustique, toutes les parties voisines.
La chaleur de ces parties, & le séjour de
l'humeur extravasée qui y croupit, chan-
gent le tout en un alkali corrosif, qui ronge
de jour en jour la membrane cellulaire, &
la peau, où il se fait à la fin un ulcère que
l'on appelle *cancer ouvert*, ou déclaré, lequel est toujours suivi de la mort.

Il est donc d'une importance extrême de
prévenir le schirre, ce qui est certainement
possible, & dont j'ai vû plusieurs exemples
tant dans les mammelles que dans la matri-

fe, ou autre vice particulier des visceres, maladies de famille, &c, &c. pour ne pas avoir à combattre à la fois & la petite Vérole, & la mauvaise constitution, & peut-être une autre espece de maladie qui exigeroit des remedes tout opposés à ceux que demande la petite Vérole : accident fâcheux, dit M. Jurin, dont on a vû plusieurs exemples funestes.

N'est-il pas évident que ce premier pas demande beaucoup plus de lumieres, que n'en ont la plûpart de nos Inoculateurs, une connoissance parfaite du tempérament du sujet, de ses parens, de

ce. Les mêmes remedes produiront les mêmes effets en d'autres parties.

Mais qu'on se souvienne toujours que toute glande ou endurcissement des mammelles menace de cancer, que lorsque cette tumeur est parvenue à un certain point de dureté, il n'y a plus de remedes à faire que de l'extirper, ou de pallier le mal pour prolonger la vie tant qu'il est possible, & diminuer les souffrances jusqu'à ce qu'elles finissent par une mort prochaine & inévitable.

fa famille, une profonde étude de toutes les maladies que j'ai nommées & de bien d'autres que j'aurois encore à nommer, & enfin une pratique fondée fur la bonne théorie, & fur une longue expérience.

Or fi les Inoculateurs n'admettent point à leur opération ceux dont le tempérament eft foible, délicat, ou dont l'état du fang eft vicieux par quelque femence de maladie cachée, ils en trouveront bien peu à qui ils puiffent l'adminiftrer. Car excepté les gens de la campagne dont la vie eft fimple & frugale, & les habitans de la ville que la médiocrité retient dans les bornes d'un genre de vie reglé, où pourra-t-on efpérer de trouver ce fang doux & balfamique, dépouillé de toute efpece d'acrimonie, fans parler des altérations que peuvent caufer dans ce liquide, de certains accidents, les plaifirs, les veilles, les exercices violens, l'oifiveté, &c?

Cependant en inoculant ceux que je fuppofe en état de l'être, on multiplie & on étend la contagion, de forte que l'on expofe à une petite Vérole naturelle, meurtriere, les mêmes fujets auxquels on n'a pas ofé donner une petite Vérole artificielle & toujours prétendue bénigne.

Voilà pourquoi en Angleterre le nombre de ceux qui meurent de la petite Vérole, foit naturelle, foit artificielle, furpaffe tous les ans le nombre des perfonnes qui mouroient de la naturelle, avant que l'inoculation y fût introduite, comme il arriva fur-tout en l'année 1723. M. Jurin s'écrie, que fi tous avoient été inoculés, on auroit fauvé un nombre prodigieux de fujets; mais ne voyoit-il pas, que fuivant les régles qu'il avoit établies lui-même, on ne pou-

voit pas les inoculer tous ; mais si
on en avoit inoculé davantage ,
la petite Vérole naturelle eût été
encore plus multipliée , & plus
meurtriere.

Je n'accorderai point à M. Jurin que la contagion de la petite
Vérole artificielle soit moins forte
que celle de la petite Vérole naturelle , ni même aussi bénigne.
En voici une preuve.

Un Chirurgien , ami de M.
Frewen, Inoculateur , ayant ouvert quelques pustules varioliques
avec sa lancette pour prendre du
pus , se servit neuf jours après de
ce même instrument pour faire
une saignée du bras , & communiqua par ce moyen la petite Vérole au malade qu'il venoit de
saigner.

M. Frewen dit aussi qu'il en a
vû plusieurs autres exemples , &
quoique l'inoculation ne soit pas
la cause immédiate du plus grand

nombre de morts qu'on voit dans un certain espace de tems, depuis qu'elle est introduite quelque part, cependant elle en est & en sera toujours la cause occasionnelle. Car plus il y aura de petites Véroles artificielles dans quelque ville bien peuplée, quelque bénignes qu'on les suppose, ou qu'elles semblent être, plus il y aura de petites Véroles naturelles.

Or, suivant les principes de M. Jurin, plus il y aura de petites Véroles naturelles, plus il y aura de morts. Tout le monde ne peut, & d'autres ne veulent pas être inoculés, par conséquent, si on consulte le bien public, qui doit toujours l'emporter sur celui d'un ou de quelques particuliers, on condamnera cette nouveauté.

J'ai souvent fait mention des fréquentes épidémies varioliques qui régnent à Corck en Irlande, depuis que l'inoculation y est en uſage. J'ai vû dernierement une lettre de ce pays-là, dans laquelle on marque que la petite Vérole y fait actuellement des ravages cruels. Et la raiſon en paroîtra bien naturelle, ſi l'on me permet de me ſervir des principes phyſiques de quelques fauteurs de l'inoculation.

Les inciſions des Inoculés commencent à ſuppurer vers le ſixieme, ſeptieme ou huitieme jour. Il en ſort une matiere purulente & épaiſſe qui augmente juſqu'à ce que la maladie diminue. Pendant ce tems, la playe s'élargit, devient plus profonde, & fournit une plus grande quantité de pus. Enſuite la ſuppuration diminue peu à peu, & ordinairement la playe ſe referme dans trois ſemaines, dans un mois, ou un mois & demi. Pendant tout ce tems-là, il y a une tranſpiration qui enleve un peu de la matiere varioleuſe,

& qui doit toujours être suspecte, malgré tout ce qu'en dit M. Noguez, qui ne pense pas qu'elle soit même contagieuse.

Dans la petite Vérole naturelle, les boutons commencent à sécher le onze ou le douze au plus tard. Dans la discrete, tout est sec le quinze ou le seize, & dans la confluente le vingt-cinq. Donc les miasmes varioliques continuent à se mêler avec l'air deux fois plus long-tems dans la petite Vérole artificielle, que dans la naturelle. Donc l'air continue à s'infecter deux fois plus de tems dans la petite Vérole artificielle, que dans la naturelle.

On panse les playes de l'inoculation tous les jours une fois au commencement, & bientôt après deux fois par jour. C'est un pus plus ou moins liquide qui en sort tous les jours. Au lieu que ce sont des croutes desséchées qui tombent à la fin de la petite Vérole naturelle, & qui fourniſſent par conſéquent moins de miaſmes qui puiſſent infecter l'air. Si à ce grand nombre de corpuſcules qui ſortent des inciſions, & des puſtules de ceux qui ont la petite Vérole artificielle, on ajoute les corpuſcules qui émanent des corps infectés en même tems de la petite Vérole naturelle, leſquels ſont en plus grand nombre que les Inoculés, on conçoit que tous ces miaſmes flottans dans l'air, s'attirent, s'uniſſent, & font des mollécules plus denſes, plus compactes, & par conſéquent plus actives à proportion du nombre des unes & des autres ; d'où il arrivera que la petite Vérole deviendra plus maligne, l'épidémie plus longue & plus meurtriere.

Mille puſtules de la petite Vérole naturelle fourniront moins de matiere contagieuſe dans l'air,

que les dépouilles de dix panfemens dans la petite Vérole artificielle. Parceque dans la naturelle, on laiffe fécher le pus dans
les boutons, que l'exficcation fe
fait en très peu de tems, fur-tout
dans la petite Vérole difcrete,
& que les croutes qui tombent à
la fin, font trop defféchées pour
exhaler beaucoup de corpufcules.
D'ailleurs il ne découle pas une
goûte de pus, que les boutons ne
foient dans leur dernier point de
maturité, c'eft-à-dire, à la fin du
troifieme tems. Et pendant tout
le cours du quatrieme tems, ils
fe defféchent, & renvoyent plus
de matiere dans le fang du malade, qu'ils n'en exhalent dans l'air,
ce qui eft la caufe de la fiévre fecondaire. Enfin quand ils tombent, ils font trop fecs pour que
l'air en détache beaucoup de particules, à moins qu'ils ne foient
expofés à l'ardeur du Soleil. Mais

dans la petite Vérole artificielle,
c'eft un pus plus ou moins liquide qui diftille continuellement,
depuis le fixieme, le feptieme,
ou le huitieme jour, & dont la
quantité augmente par degré,
jufqu'à ce que la maladie diminue.

Suppofons donc que les panfemens dans la petite Vérole artificielle durent par-tout cinq femaines, parceque le nombre cinq
eft le moyen entre trois & fept,
& qu'ils ne durent quelquefois
que trois femaines, ou font con-
tinués pendant un mois ou plus
long-tems encore en certains fujets. En fuppofant, dis-je, l'efpace de cinq femaines, il y auroit
trente-cinq panfemens en n'en
comptant qu'un par jour. Mais
comme on panfe deux fois par
jour, auffi-tôt que la matiere commence à être un peu plus abondante, ajoûtons encore quinze

panſemens aux trente-cinq que nous venons de poſer. Il y en aura par-tout cinquante pour chaque petite Vérole artificielle.

Suppoſons maintenant que dans chaque petite Vérole naturelle, l'une portant l'autre, il y ait deux mille cinq cens puſtules, ce qui eſt aſſez rare, le nombre des miaſmes de la petite Vérole artificielle eu égard aux ſeuls panſemens, fera le double des miaſmes de la petite Vérole naturelle.

Si à cette nouvelle cauſe de contagion, vous ajoûtez les viſites de l'Inoculateur qui panſe les inciſions deux fois chaque jour, & dont les mains, les habits, les linges, & tout ce qu'il porte ſur lui ſe chargent d'une infinité de corpuſcules chez tous les malades qu'il traite, & les diſtribuent dans tous les endroits où il ſe trouve; ſi on réfléchit encore ſur le nombre des lancettes employées dans

l'une

l'une & l'autre petite Vérole pour recueillir du pus, lesquelles peuvent ensuite tranfmettre la contagion, ainfi que cette boëte fatale aufli funefte que celle de *Pandore*, qu'ils portent à la poche par-tout où ils vont, on verra combien de ravages peut occafionner le concours de tant de caufes réunies à la fois. Plufieurs villes d'Angleterre ont fourni des exemples d'un femblable malheur. Bofton l'a éprouvé en particulier, & la ville de Corck en Irlande l'éprouve deux fois tous les ans.

Les petites Véroles naturelles multipliées de cette forte, mettent le comble à la contagion, & défolent les pays autant que le feroit la pefte.

La feconde condition que propofe M. Jurin, avant que de faire l'inoculation, eft de préparer le fujet, fur-tout s'il y a plénitude, par des évacuations convenables,

H

comme par la saignée, les purgations, l'émétique, &c.

Il y a pourtant, dit ce grand homme, & il a bien raison de le dire, des cas où il ne faut procurer aucune évacuation, ou du moins n'en procurer que de très-légeres, en se contentant de faire observer unediette tempérée & un régime convenable.

Mais nos Inoculateurs sont-ils bien en état de distinguer ces cas ? Les croira-t-on assez éclairés sur la vraie théorie de la pléthore, & n'y a-t-il pas d'autres cas que celui de la plénitude où la saignée soit nécessaire ?

M. Jurin ne s'en fioit guères à leurs lumieres sur un point si délicat ; aussi recommande-t-il de consulter le Médecin, & de ne s'en tenir qu'à son jugement.

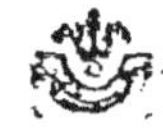

CHAPITRE VII.

De la Pléthore, & de ses especes.

PRESQUE tous les Auteurs distinguent deux especes de pléthore. Ils appellent la premiere celle qui affoiblit l'homme en le rendant peu propre aux mouvemens qu'il faisoit autrefois avec facilité & plaisir. L'autre est cette espece de plénitude qui remplit & distend trop les vaisseaux sensibles. Les Latins les nomment *Plethora ad vires,* & *Plethora ad vasa.*

Il en est quelques-uns qui les distinguent par ces mots, *vera* & *apparens* ; ce qui trompe bien des jeunes Médecins, qui pensent que la pléthore vraie est est lorsqu'on a en effet trop de sang, & l'apparente lorsque le sang est trop raréfié. Ainsi ces deux termes en leur donnant des idées différentes quoique fausses, leur offrent la même indication , & les induifent toujours en erreur.

Pour éviter la confufion, la premiere défignée par le terme de *Plethora ad vires* , je l'appellerai *Plethore cachée* , ou *Pléthore affoupie* ; l'autre que l'on nomme *Plethora ad vafa* , je l'appellerai *Pléthore déclarée* , *vifible* , ou *apparente*.

Pour éclaircir davantage cette définition , il faut obferver que tous les vaiffeaux du corps reçoivent les humeurs de l'artere aorte, qui les reçoit elle-même en premier lieu du ventricule gauche du cœur. Cette artere les envoye dans toutes les parties où elles doivent être diftribuées proportionnellement aux vaiffeaux fanguins, féreux, lymphatiques , nevrolymphatiques, & autres diftributions de vaiffeaux s'il y en a, auffi-bien qu'aux efpaces ou cellules de la membrane cellulaire , ou comme

le difoient les Médecins moins-
modernes, aux pores des parties
fibreufes.

Tandis que cette diftribution
conferve par-tout une jufte proportion, il n'y a point de pléthore ; mais fi par hafard les humeurs
croupiffent dans les petits vaiffeaux
& dans les efpaces cellulaires, ou
dans les pores des parties fibreufes. Ces vaiffeaux & les efpaces
étant plus foibles & plus fufceptibles de dilatation, en recevront
de plus en plus , tandis que les
arteres & les veines fanguines ,
fur-tout celles qui ont affez de
force & de réfiftance, n'en recevront qu'à proportion de leur calibre ; le mouvement dans ces
troncs & dans leurs diftributions
paroîtra naturel, & quelquefois
foible, & on ne foupçonnera pas
de pléthore, quoique la perfonne
fe plaindra de pefanteur.

Voici la pléthore apparente :
Plethora ad vafa.

Ensuite si par quelque accident que ce soit, ces vaisseaux trop dilatés, & ces espaces cellulaires ou poreux reprennent de la force & de l'élasticité, & qu'ils renvoyent trop précipitamment les humeurs qu'ils contiennent, les troncs & vaisseaux apparens ou sensibles seront plus dilatés, plus irrités, plus distendus. La pléthore, d'assoupie qu'elle étoit dans le premier cas, se manifestera de toutes façons, & alors on lui donnera le nom de *Plethora ad vasa*, ou de pléthore déclarée.

Pendant tout le tems de la pléthore assoupie ou cachée, il n'y a qu'une accumulation d'humeur, point de stagnation. Les humeurs y roulent plus lentement, mais n'empêchent pas le sang de circuler dans les vaisseaux sanguins, quoiqu'elles en diminuent la célérité dans les capillaires. C'est ce qui cause la pesanteur que l'on sent, & enfin un dérangement dans la machine. Mais tout ceci ne frappe pas d'abord ceux qui ne connoissent pas assez l'œconomie animale, parceque ces petits vaisseaux & ces pores fibreux peuvent encore prêter davantage avant que de produire des symptomes qui réveillent l'attention des ignorans.

Mais à la fin le mouvement se rallentit dans des branches considérables, la circulation y est gênée, & tout se bouleverse dans la machine. Alors ou ces vaisseaux se dilatent quelque part au-delà de leur ton, & il s'y fait des anévrismes, ou ils se rompent, & causent des hémorrhagies.

Je tâcherai d'expliquer encore mieux ces effets, sans néanmoins entrer dans un détail trop volumineux.

Toutes les branches capillaires qui naissent d'une artere considérable, forment un lit beaucoup plus ſpacieux que celui de l'artere dont elles prennent leur origine ; par conſéquent la capacité de tous ces capillaires pris enſemble ſurpaſſe de beaucoup la capacité du tronc, de l'artere dont elles ſortent. Ainſi ſi toute la quantité d'humeurs qui ſe trouve dans le cas de pléthore, dans ces branches capillaires, eſt obligée de repaſſer à la fois par le tronc de l'artere qui leur donne naiſſance, il faudra qu'il ſe dilate juſqu'au point que ſa ſection ſoit égale à celle de toutes ſes branches capillaires. Cependant l'Anatomie nous apprend que la capacité de ces rameaux eſt ſouvent dix, douze, ou vingt fois plus grande que celle du tronc dont ils partent. Donc dans un ſemblable cas, ou ce tronc doit être dilaté, peut-être pouſſé au-delà du *tonus*, ou rompu.

Que

Que si à cet inconvénient on ajoûte encore toute la capacité augmentée des vaisseaux blancs, & des espaces cellulaires ou pores fibreux qui reçoivent ces humeurs, on concevra aisément que la capacité du tronc de l'artere doit être en grand danger de crever.

Pour avoir une juste idée de l'artere aorte avec tous ses rameaux capillaires, ou autres vaisseaux qui en naissent, il faut se représenter un cône tronqué, ou un pain de sucre dont la pointe est coupée; mais comme les cônes, ainsi que les pains de sucre peuvent avoir une base plus ou moins large par rapport à leur pointe, il faut déterminer à peu près les dimensions de celui qu'on doit se réprésenter.

La pointe du cône est toujours dans l'orifice du ventricule gauche du cœur; la base est dans la surface externe du corps, & dans toute l'étendue des parties qui se trouvent sur cette surface.

Or l'orifice du ventricule gauche n'est pas la sixiéme partie d'un pouce quarré, & la surface extérieure du corps étant d'environ quinze pieds quarrés, & celle des parties qui sont dessous, d'environ soixante pieds quarrés, il suit que la pointe ou le commencement de l'aorte, ou du cône, ou du pain de sucre coupé au sommet, est à sa base, comme la sixiéme partie d'un pouce quarré à soixante-quinze pieds quarrés; c'est-à-dire, comme un à cinq mille quatre cens.

Par conséquent la capacité de la base de ce cône est à la capacité de sa pointe tronquée comme un à cinq mille quatre cens. Il est certain qu'il y a une très-grande différence de la vîtesse avec laquelle les humeurs coulent dans la pointe, à la vîtesse avec laquelle elles circulent dans la base; mais

auſſi la baſe eſt beaucoup plus di-
latable que la pointe. C'eſtpour-
quoi les humeurs peuvent s'ac-
cumuler dans la baſe, ſans néanmoins y croupir entiérement, tandis que dans la pointe elles auront
leur vîteſſe ordinaire ſans un dérangement manifeſte de la ſanté,
& ſans rupture de vaiſſeaux.

Mais ſi par cette lenteur de
mouvement dans la baſe, les humeurs s'y accumulent à un ving-
tiéme, un quarantiéme ou un cen-
tiéme de plus que la quantité naturelle, & qu'enſuite par quelque
accident que ce ſoit ces parties
ſe renforcent & les fouettent avec
plus d'énergie au cœur, il pourra
arriver que ce viſcere, ou l'aorte
elle-même, ou quelque artere du
poumon, du cerveau ou du bas-
ventre, ſe rompe & cauſe une
hémorrhagie mortelle ; à moins
que ce ſurplus ne ſe faſſe un paſſage par le nez, la matrice ou

quelqu'autre partie par où l'évacuation peut se faire sans danger. Ceci posé, ne se peut-il pas faire qu'un Inoculateur imprudent, qui n'est pas au fait de ces principes de la Médecine, qui ne connoît ni les causes, ni les effets, ni les signes d'une pléthore cachée, inocule un sujet dans ce cas, se contentant seulement de prescrire une ou deux saignées, une purgation, l'émétique & quelque diéte rafraîchissante & antiphlogistique. Le virus variolique réveille la pléthore qui étoit assoupie, & le malade meurt subitement sans qu'on sçache pourquoi. Le cas est déja arrivé à Paris, & le coryphée de ces Messieurs a été la cause qu'il est arrivé encore ailleurs, où il ne s'agissoit pas d'inoculation.

Les pléthores cachées sont plus ou moins dangereuses par rapport aux parties où elles se trouvent, ou au tems où elles ont commencé.

Je ne pretens pas donner ici un traité de Pathologie ; mon deffein eft feulement de faire voir combien il eft difficile de bien préparer un fujet, pour qu'il puiffe recevoir fans danger le virus variolique : quoique ce que je dis eft d'une très - grande conféquence ailleurs.

Les arteres inférieures dans les femmes , ont une capacité qui furpaffe d'un cinquiéme ou d'un fixiéme la capacité des arteres inférieures des hommes, & font auffi d'un tiffu moins compact & qui prête plus facilement ; c'eftpourquoi elles reçoivent plus de fang , & le contiennent avec moins de gêne que chez les hommes , la nature ayant mis cette différence de ftructure dans les arteres inférieures du fexe, pour pourvoir à la nourriture du fœtus, & à l'évacuation menftruelle. C'eft auffi pour la même raifon qu'elles foû-

I iij

tiennent souvent la suppreſſion des régles ſans apparence de maladie, quoiqu'il y ait alors une pléthore cachée.

Mais ſi on les inocule dans ce cas, on les expoſe à une mort ſubite, comme je l'ai déja expliqué.

Il arrive ſouvent des pléthores au cerveau, on ſe plaint alors de quelque peſanteur, on ne ſe fait point ſaigner, ou on ne le fait que trop tard ; le malade meurt, & on trouve du ſang extravaſé dans les ſinus ou autres parties de ce viſcere. J'en ai vu des exemples, & en ai expoſé la cauſe avant & après la mort, & l'ouverture des cadavres a vérifié mon prognoſtic.

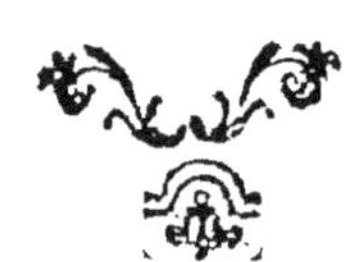

CHAPITRE VIII.
Des Tempéramens.

PASSONS maintenant aux tempéramens que tout Inoculateur doit être en état de distinguer, pour diversifier à propos ses préparations.

On entend dire à tout le monde qu'il faut bien connoître le tempérament du malade, pour le traiter convenablement. Celui-ci ne veut que son Chirurgien, parcequ'il connoît, dit-il, son tempérament ; cet autre ne veut confier sa santé qu'à tel Charlatan, parcequ'il connoît depuis long-tems comment il doit être traité. Mais ce terme, quoique si fort usité, est si peu entendu, que la plûpart seroient dans le plus grand embarras si on leur en demandoit l'explication.

Connoître le tempérament d'une

personne, est sçavoir au juste quel
est l'état de ses vaisseaux & de ses
solides; quelle est la nature & la
consistence de ses humeurs; si ses
fibres sont *fortes*, *élastiques*, *ten-*
dues, *roides*, ou si elles sont *foi-*
bles, *lâches* ou *flasques* : si elle a
plus de *sang rouge* à proportion
du *véhicule blanc*, si les globules
rouges sont denses, *serrés* ou *com-*
pacts ; ou si la quantité de la *par-*
tie rouge est *moindre* en proportion que la *partie blanche*; & si
les *globules rouges* sont peu *serrés*,
ou *viscides*, *legers*, *lâches*; si les
autres humeurs sont *visqueuses* &
aqueuses ou *non*. C'est cette connoissance qui offre différentes indications pour différentes personnes de même âge, & attaquées de
la même maladie.

Le corps humain est composé
de fibres ou de filamens artiste-
ment entrelassés pour former les
différentes machines qui le com-

poſent. Ces fibres ſont faites de petites molécules longuettes, ou de petits brins dont les particules ſont plus ou moins ſerrées, & c'eſt de cette ſtructure que dépend le plus ou le moins de force que nous avons, la diverſité de nos tempéramens, & l'état de notre ſanté.

Il y a apparence que les premiers hommes étoient tous bien conſtitués. Nous payons les fautes de nos ancêtres, leurs écarts les ont affoiblis, & nos erreurs fréquentes dans le régime, l'exercice, le travail & les plaiſirs cauſent de grands changemens dans nos conſtitutions.

Celui à qui la nature a donné des fibres bien tendues, & flexibles à proportion, a le meilleur tempérament de tous. Plus elle s'éloigne de cette proportion, plus le tempérament péche, en prenant depuis le juſte milieu juſqu'à l'ex-

trême roideur d'un côté, ou jufqu'à la derniére flaccidité de l'autre.

Quand ce jufte milieu fe ren-
contre, il eft facile de fatisfaire aux
indications qui fe préfentent ; mais
quand la nature s'en écarte de
part ou d'autre, l'affaire eft beaucoup plus délicate, & demande
une grande attention pour proportionner les fecours aux befoins ;
car le plus ou le moins eft toujours
nuifible & fouvent pernicieux.

Ce font auffi ces écarts qui
conftituent la diverfité des tempéramens ; & chaque tempérament
a fes maladies particulieres, dont
toute autre maladie accidentelle
participe toujours plus ou moins.

Par conféquent en traitant un
homme de quelque maladie que ce
foit, il faut toujours avoir égard à
l'éloignement que peuvent avoir
fes fibres du jufte milieu que nous

venons d'expliquer ; parcequ'une maladie accidentelle peut indiquer des remedes qui seroient infiniment nuisibles dans la maladie propre du tempérament. Mais il peut arriver que l'une & l'autre maladie soient du même caractere, & si dans ce cas on ne proportionne les remedes qu'à l'accidentelle, on ne fait que la moitié de l'ouvrage. Il faut combattre les deux à la fois, & considérer l'accidentelle comme aggravée & fortifiée par celle du tempérament.

Un exemple fera mieux comprendre ce que je veux dire. On sçait que les vaisseaux forts & élastiques occasionnent ordinairement des maladies inflammatoires. Je dis plus, ceux qui les ont tels, sont toujours travaillés d'une espece de fievre naturelle. S'ils gagnent une petite Vérole, une fluxion de poitrine, une pleurésie, ou quelque autre maladie d'inflammation, dira-t-on qu'il suffit de les faire saigner simplement ? Non ; mais il faut multiplier les saignées à proportion de la maladie accidentelle, & celle du tempérament qui lui est jointe. Heureux encore si l'on réussit. Nous sçavons au contraire que des fibres lâches donnent des vaisseaux trop foibles pour soûtenir la circulation dans une vigueur suffisante, pour mêler ensemble les différentes particules des fluides, former un sang louable & naturel, & empêcher les concrétions, les stagnations, la dissolution des humeurs & la pourriture.

La maladie de cette espece de tempérament étant un défaut de mouvement, un peu de fiévre qui augmente ce mouvement, ne demande pas de saignées, ou n'en demande que très-peu. Si donc aux personnes de ce tempérament

il survient quelqu'une des maladies inflammatoires que nous vé-
nons de nommer, il faut se donner de garde de la traiter, comme
on le feroit dans les sujets qui ont
les vaisseaux forts & élastiques.

CHAPITRE IX.

Application des deux derniers Chapitres aux préliminaires de l'Inoculation.

POUR FAIRE l'application de tout ce que je viens de dire, aux préliminaires de l'Inoculation, n'est-il pas évident que la même préparation ne convient pas à tout le monde , & qu'il est absolument nécessaire de distinguer le tempérament avant que de rien faire, & de diversifier le traitement selon la qualité des vaisseaux ; je veux dire, suivant leur *tonus* , leur force & leur élasticité ?

Ce n'est pas de la saignée seulement que j'entens parler ici, les mêmes précautions doivent être observées par rapport aux autres secours qui conviennent aux différens tempéramens. Tels sont

les humectans, les délayans, les
adouciffans, les relâchans & plufieurs autres qu'il faut employer
dans l'un, éviter, modifier ou va-
rier dans l'autre, & cela à proportion du degré de chacun de ces
deux tempéramens, auquel il faut
auffi proportionner la qualité &
la quantité de la nourriture.

Croira-t-on qu'une femmelette
comme la Grecque de Conftantinople, un Charlatan, un Garçon
Apothicaire, un Chirurgien novice,
foient en état de difcerner tous
ces cas, & d'y pourvoir en toute
fûreté ? Non. C'eft l'affaire d'un
Médecin prudent, & le fruit d'une
longue étude, & d'une expérience
confommée. La Grecque, il eft
vrai, a eu du fuccès, mais elle
n'a pas envoyé moins de fujets en
l'autre monde.

Toutes les fois donc qu'on verra
mourir une perfonne de la petite
Vérole artificielle, ou de quelque

maladie qu'on puisse regarder comme secondaire à cette premiere
maladie artificielle, on sera fondé
à croire que c'est ou la malignité
de la petite Vérole communiquée,
ou l'ignorance & l'inattention de
l'Inoculateur qui en sont la cause.

Je dis la malignité de la petite
Vérole, car quoiqu'il y ait des
observations qui semblent prouver que cette malignité dépende
plutôt de la nature des humeurs
du malade, que de celle de la
contagion, il y en a d'autres qui
semblent prouver le contraire.

Mais l'Inoculateur peut choisir
pour son opération & l'espece de
petite Vérole qu'il jugera la plus
bénigne, & le sujet qui lui paroîtra le mieux constitué; d'ailleurs
il est en son pouvoir de le préparer autant qu'il le voudra; d'où
l'on doit conclure que si le malade
périt, c'est parceque l'Opérateur
n'a pas employé le pus d'une petite
Vérole

Vérole bénigne, ou parcequ'il n'a pû difcerner les inconvéniens qui rendoient le fuccès douteux, ou enfin parcequ'il n'a pas fçu faire les préparations convenables.

Je le repete, quiconque fe mêle d'inoculer doit être verfé plus que tout autre Médecin, dans la connoiffance des tempéramens, & de toutes leurs différences jufqu'à la derniere nuance ; il doit fçavoir l'état de chaque vifcere, les qualités naturelles ou accidentelles des humeurs, & plufieurs autres chofes que jai déja marquées, pour ne point rifquer la vie de fon fujet, ni l'expofer à une maladie fecondaire, quelquefois beaucoup plus dangereufe que celle qu'il vouloit éviter.

Quand je dis que l'Inoculateur doit fçavoir ces chofes plus que tout autre Médecin, je fuis bien éloigné de penfer que les Praticiens qui s'interdifent l'inoculation puif-

K

sent se passer de semblables con-
noissances ; mais je soûtiens qu'elles sont plus nécessaires encore
aux premiers, parcequ'ils donnent
une maladie que l'on n'a pas, &
que ceux - ci ne font que traiter
celles que l'on a. Quand on est
assez hardi pour communiquer un
mal de son chef, il est évident
qu'on doit être, pour ainsi dire,
assuré du succès, pour ne point
exposer la vie du malade. On
doit se former d'avance un plan
sûr & infaillible, & être en état de
diriger la nature, & la marche de
la maladie dans tous ses tems, &
de prévoir toutes les suites qu'elle
peut avoir.

Que diroit-on d'un Architecte
qui n'auroit pas tâtonné & fouillé
d'avance son terrein pour y asseoir
l'édifice , & s'il l'élevoit sur une
base mouvante qui cédât au poids
de son ouvrage , & le fît bientôt
tomber en ruine ?

L'Inoculateur doit donc sçavoir
si le pus dont il se sert est d'une
petite Vérole bénigne ou maligne;
si dans le sujet qui le lui a fourni,
il n'y a pas d'autre maladie compliquée qui puisse déranger son
plan, ou laisser une nouvelle maladie après la petite Vérole artificielle, comme le mal vénérien,
les écrouelles, des dartres, la galle, la lépre, &c.

Il y a eu des exemples des deux
premieres maladies communi-
quées par l'inoculation. J'en ai
rendu compte dans ma Lettre à
un Avocat, imprimée l'année passée. J'ai vû depuis une Demoiselle
qui a contracté les écrouelles par
le même moyen, & qui en por-
tera les marques toute sa vie. Le
principe de ces maladies se trouve mêlé avec le pus variolique
qu'on insere dans les incisions,
& se mêle par cette opération avec

les humeurs de même que les fe-
mences varioliques.

On n'a jamais obfervé que la
petite Vérole accidentelle ait donné de femblables maux, d'où l'on
doit conclure que la contagion
variolique eft plus exaltée, & peut
être plus facilement enlevée par
l'air qui nous la communique, que
celle des deux autres maladies
dont je parle, lefquelles, comme
le fçait tout Médecin, ne fe gagnent
que par le contact immédiat.

Les premiers Inoculateurs d'Angleterre, qui craignoient fans doute ces infections étrangeres, pro-
poferent d'abord de préparer les
fujets & de les introduire fouvent
dans les chambres, & auprès des
lits des malades qui étoient dans
le fort de la petite Vérole.

Mais la plûpart de ceux qu'ils
avoient ainfi expofés à l'air de
cette contagion, y ayant échappé,
ils en vinrent à l'infertion comme

à un moyen plus sûr de communiquer la maladie, sans faire attention que plusieurs de ceux qui ne l'avoient point gagnée par la premiere voie, ne l'auroient jamais eue selon toute apparence.

M. Noguez, dans son discours préliminaire dont nous avons déja parlé, prétend que la petite Vérole n'est point contagieuse, & que son principe ne peut être entier dans l'air, mais qu'il se trouve dans le pus qui est, dit-il, un sang pourri.

Mais ce sang peut aussi contenir les principes d'autres maladies, comme de celles que j'ai nommées, & les contient réellement toutes les fois que les malades en sont affligés, soit par accident, soit par transmission héréditaire.

CHAPITRE X.

Dans lequel on reprend l'histoire des tempéramens.

POUR en revenir aux tempéramens, nous en voyons où le mouvement du sang est si vif, que ce liquide est trop condensé & trop compact, la partie aqueuse dissipée, & le suc nourricier consumé au point qu'il n'y en a pas assez pour réparer les pertes qui se font continuellement.

Le sang des personnes ainsi constituées est presque toujours couvert d'une croute coenneuse plus ou moins épaisse, & en cas de maladie, on a bien de la peine à le détremper, à détruire la viscosité qu'il a contractée, & à assouplir les vaisseaux qui le contiennent. Elles sont toujours menacées de quelque maladie inflammatoire qui les enleve tôt ou tard.

Les pleuréfies, les fluxions de poitrine, les pleuropérypneumonies, les fiévres continues ou ardentes, la petite Vérole tant artificielle que naturelle, l'efquinancie, le rhumatifme univerfel, & les inflammations des vifceres. font toujours à craindre pour les fujets de ce tempérament. Ils doivent éviter tout exercice violent, le travail affidu, les ragouts, les épiceries, les liqueurs, le vin pur, les élixirs & autres chofes femblables comme infiniment nuifibles, parcequ'ils font naturellement tout de feu.

Les mets les plus doux leur conviennent, ainfi que les émollients, le petit lait, le lait d'aneffe, l'eau, ou le vin bien trempé, le bain domeftique, & le demi-bain dans le tems des chaleurs & des féchereffes ; & dans le cas de maladie, tout ce qui peut détremper,

laver, aider l'expectoration, &
prévenir l'inflammation.

Il y a d'autres tempéramens où
le mouvement & la chaleur ne
font pas dans un degré fuffifant.
Leurs organes font foibles, leur
fang lâche & mou, le chyle peu
travaillé & incapable de fournir
un bon fang & un bon fuc nourricier. La falive eft fade & imparfaite, le fuc de l'eftomac, celui
des inteftins, & la bile font peu
propres à perfectionner le chyle,
& le fluide nerveux n'a pas les
qualités néceffaires pour exercer
fes fonctions. Les fels, les foufres
ou l'huile ne font pas affez bien
mêlés enfemble, & fe féparent
facilement dans les extrémités, la
limphe devient filamenteufe &
glaireufe, & toutes les fécrétions
fe troublent ou fe rallentiffent; accidents qui font les caufes des cachéxies, des hydropifies tant externes qu'internes qui arrivent aux
personnes.

perſonnes de ce tempérament, &
des fiévres intermittentes, rémittentes, irrégulieres & lentes,
auxquelles elles ſont ſouvent ſujettes.

Les obſtructions qui ſe forment
dans cette eſpéce de tempérament, & le défaut de circulation
qui en eſt la cauſe, donnent toujours plus ou moins lieu à la ſépa-
ration des parties mucilagineuſes,
terreſtres, ſalines & huileuſes du
ſang, ſur-tout dans les parties les
plus éloignées du cœur, d'où naiſ-
ſent de nouvelles obſtructions, enſuite une acrimonie, & à la fin une
vraie pourriture. De-là ſouvent de
nouvelles fiévres, des éryſipeles,
ou la gangrène. Les pâles couleurs
ſont ordinairement accompagnées
de fiévre. Pluſieurs hydropiques
ont les jambes éryſipélateuſes,
ce qui ſe termine ordinairement
par la gangrène.

Il y a pluſieurs autres tempéra-

mens entre ces deux principaux
que je viens de décrire, & qui
tiennent tous plus ou moins de ces
deux constitutions extrêmes.

J'ai déja parlé de celui qui tient
le juste milieu. Mais il y en a un
troisiéme qui fait classe à part. Dans
celui-ci les fibres, sur-tout les ner-
veuses, sont très-sensibles, très-
irritables, tendres & délicates.
C'est ordinairement le partage du
beau sexe, sur lequel la moindre
surprise fait impression : & c'est la
cause principale des vapeurs auxquelles la plûpart des hommes sont
sujets, ainsi que les femmes, quoique toujours dans un moindre degré de force.

Ce tempérament a aussi ses
nuances différentes ; mais quand
il est monté à un certain degré,
toute espece d'évacuation est nui-
sible, principalement la saignée.
C'est ici où l'Inoculateur doit être
sur ses gardes, non-seulement

pendant la préparation, mais encore pendant le cours de la maladie. La moindre faute affoiblit les malades au point que la petite Vérole ne peut pas faire son éruption, ou qu'elle rentre aussi-tôt qu'elle a paru. Les saignées leur attirent ordinairement des fiévres intermittentes ou rémittentes, & les purgations ordinaires ont aussi souvent de très-mauvais effets.

On voit des femmes qui ayant toujours été valétudinaires avant le mariage, se portent parfaitement bien dans leur grossesse, & qui après l'accouchement retombent dans le même état de langueur. On en voit d'autres qu'une saignée, jugée absolument nécessaire, jette dans des vapeurs cruelles & de longue durée.

Parmi les hommes, la passion hypocondriaque tient beaucoup de ce tempérament. Il y en a même où cette maladie n'est autre chose que ce tempérament pouffé à un fort degré. Dans ceux-ci les faignées & les purgations font plus nuifibles que profitables. On juge bien qu'il n'eft pas fort aifé de préparer de tels fujets à l'inoculation ; & ils ne devroient jamais en courir les rifques. Il fuffit d'un fonge défagréable pour les jetter dans le défefpoir. La petite Vérole rentre, tout s'anéantit chez eux, & la maladie les fuffoque ; ou s'ils en reviennent pour une premiere fois, la feule idée du danger paffé les fait retomber, le mal augmente en attendant, & fait des progrès contre lefquels tout l'art de l'Inoculateur & des Médecins devient inutile.

Outre les autres accidens dont j'ai parlé, ces mêmes perfonnes participent toujours plus ou moins de l'un ou de l'autre des deux premiers tempéramens que j'ai expliqués. Il eft clair que dans un cas de contagion, telle que celle de la petite Vérole, cette complication doit augmenter le péril, fur-tout après l'âge de quinze ans ; car avant ce tems on a beaucoup moins à rifquer.

Il y a une quatriéme claffe de perfonnes qui font fort fujettes aux hémorrhagies fans aucune pléthore, ou fans aucun mouvement accéléré des fluides. Leurs vaiffeaux font fi tendres, & leurs fibres fi fragiles & fi aigres qu'elles caffent plutôt que de prêter, à peine fuffifent-elles pour foûtenir le poids du fang. Le faignement de nez, le crachement de fang, ou l'hémophtifie font les fignes de cette conftitution. Or les hémorrhagies en général font un fymptome formidable dans la petite Vérole. Doit-on donc inoculer les perfonnes qui font naturellement fujettes à cet accident ?

L'Inoculateur répondra que les

ſujets ainſi conſtitués, & ceux du troiſiéme tempérament, devroient plus volontiers que tous autres, ſe faire inoculer, parcequ'on a tout le tems de les préparer, & que l'abſence de tout danger mettra la troiſiéme claſſe à l'abri de ces agitations de l'eſprit que la crainte occaſionne.

Mais cette préparation donnera-t-elle plus de fermeté & de ſolidité aux fibres ? diminuera-t-elle le poids ſpécifique du ſang ? Il eſt vrai que la ſaignée en diminuera le volume, & j'avoue que c'eſt un grand bien dans la quatriéme claſſe ; mais c'eſt une choſe tout-à-fait nuiſible dans la troiſiéme.

D'ailleurs le ſeul mêlange du virus variolique dans la quatriéme exaltera le ſang au point qu'il pourra facilement produire les mêmes deſordres qu'il cauſoit avant la ſaignée ; & dans la quatrieme claſſe

la seule préparation est capable
d'empêcher l'éruption.

Mais outre cela, qui pourra répondre que ces malades n'auront
plus la petite Vérole accidentellement. Il y a déja tant d'exemples
du contraire, qu'il y auroit de l'aveuglement à se fier en de semblables promesses.

Il faut cependant distinguer la
derniére classe de celle des scorbutiques qui ont des hémorrhagies
de tout espece. Ces derniers ont
les gencives malades, l'haleine
puante, des taches rouges, livides
ou noires aux extrémités, sur-tout
aux jambes : des foiblesses, des
langueurs, des douleurs vagues,
des ulceres malins, fongueux,
gangréneux. Dans ceux-ci le vice
est entiérement dans les fluides ;
dans les autres il n'est que dans
les solides ou dans les vaisseaux.

Les scorbutiques ont le sang
dissout, & les tempéramens de la
L iv

quatrieme claſſe l'ont fort naturel.

Il y a encore une cinquieme claſſe de tempéramens chez qui il arrive ſouvent ces eſpéces d'hé-morrhagies qui dépendent d'autres cauſes que de celles dont je viens de parler.

Dans les perſonnes ainſi conſti-tuées, les globules du ſang ont une figure ſphéroïde, ou une autre figure irréguliere. Leur diametre étant trop grand, la force du cœur & des arteres ne ſuffit pas pour les condenſer & les rendre auſſi com-pacts que la nature le demande, & que le calibre des dernieres ramifications artérielles l'exige. Ces globules ſont donc lâches, & les particules qui les compo-ſent foiblement liées enſemble.

Or le microſcope nous démon-tre que les globules du meilleur ſang, je veux dire les globules ſphériques, ronds, bien ſerrés, ſont ſouvent trop gros pour enſi-

ler certains capillaires, à l'entrée
desquels ils sont obligés de s'allon-
ger un peu en sphéroïde pour paffer. Si ces mêmes globules ne se
trouvent point assez ferrés, & que
leurs particules ne soient pas bien
liées les unes aux autres, elles se
séparent entiérement. Et c'est pré-
cisément ce qui arrive aux globules lâches & irréguliers de la cinquieme classe dont nous venons
de parler, sur-tout quand le mouvement de la circulation augmente
un peu de vîtesse.

Mais ces particules globuleu-
ses ainsi séparées deviennent souvent d'une petitesse à pouvoir en-
filer les vaisseaux secrétoires &
excrétoires, ce qui cause des sueurs
ou des urines sanguinolentes, ou
des crachats rouillés, & autres accidens semblables.

CHAPITRE XI.

Objections contre l'Inoculation, tirées de cette histoire des tempéramens.

PEUT-ON INOCULER ces personnes-là sans risque ? Faudrat-il les préparer, ou n'ont-elles pas besoin de préparations ?

Si on les saigne on diminuera encore la force du cœur & des arteres ; si on ne les saigne pas, le mouvement du sang augmentera, & l'hémorrhagie que l'on craint deviendra plus fréquente & plus considérable. Si on se borne aux émolliens, aux humectans & rafraîchissans, on affoiblira encore les puissances motrices, & l'éruption aura de la peine à se faire. Si l'on se contente de prescrire une diette exacte, on aura toujours à craindre le mouvement tumultueux de la petite Vérole artificielle.

On me répliquera encore ici que tous ces dangers font beaucoup plus grands dans la petite Vérole naturelle. Cela eſt vrai quelquefois, & ſouvent faux. Mais il n'eſt pas ſûr que les perſonnes ayent jamais la petite Vérole, quand même elles s'y expoſeroient ; aulieu que ſi on leur inſere du pus variolique, elles l'auront infailliblement, ou ſeront dans une crainte continuelle de la voir éclore un jour. Car ce pus une fois inſinué dans les veines, peut y ſéjourner des mois & même des années entieres pour ſe montrer à la fin dans toute ſa force.

Il en eſt de ce virus comme du virus vénérien. J'ai vû la maladie vénérienne, cachée depuis l'âge de dix-huit ans, ſe déclarer à celui de quatre-vingt-ſix par une carie à la machoire inférieure : & il y a peu de Médecins qui n'ayent vû de ſemblables exemples.

M. Frewen a inoculé avec le pus qui découloit des incisions d'un Inoculé ; mais le sujet ne prit point la petite Vérole, & la gagna dans la suite accidentellement de ses camarades, qui l'avoient, dit l'Inoculateur, par insertion.

Il suppose que le pus qu'il avoit employé pour cette inoculation avoit perdu toute sa force, parce-qu'on l'avoit recueilli trop tard.

Cependant les Inoculateurs prétendent qu'aussi-tôt que toute la matiere varioleuse est sortie, les incisions ou les playes se dessechent d'elles-mêmes. Or dans ce cas-ci, suivant M. Frewen, le pus couloit encore abondamment des incisions. Tout le virus variolique n'étoit donc pas encore sorti du corps du premier Inoculé; ainsi son opération n'a pas manqué, parce-que la matiere n'étoit point contagieuse, mais parcequ'elle n'avoit pas assez de force dans ce

moment-là pour infecter aussi-tôt
son sujet. Il paroît même tout-à-
fait probable que ce même sujet
en a ressenti les effets dans la
suite.

Qui pourra s'imaginer que la
seule transpiration, ou les exhalaisons qui partent d'un corps affligé
de la petite Vérole, ait un effet
plus sûr que le vrai pus qui coule
en abondance d'une incision ?
M. Noguez grand partisan de l'inoculation convaincra M. Frewen
du contraire (a).

L'exemple que ce dernier nous
donne, n'est pas le seul qu'on ait
vû en Angleterre. Les Inoculateurs ne manquent jamais de sub-
terfuges. Mais je dirai toujours que
c'est le virus variolique qu'on mêle
avec le sang qui tôt ou tard produit son effet, selon que les hu-

____

(a) Voyez le Discours préliminaire du premier.

meurs font plus ou moins difpofées à l'exalter , ou à en retarder la communication. La maladie vénérienne en fournit des preuves incontestables.

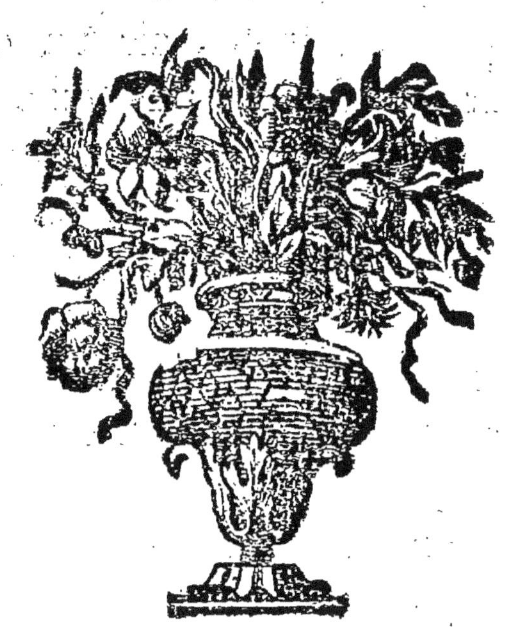

CHAPITRE XII.

Des qualités accidentelles du sang, où on examine si elles ne contre-indiquent pas l'inoculation.

PASSONS maintenant aux qualités accidentelles du sang, & commençons par le scorbut.

J'ai déja dit que cette maladie étoit une dissolution du sang. Cela est si vrai que le sang des scorbutiques ne se fige pas, sur-tout au commencement du mal, comme celui des autres sujets. Il ne se sépare pas en gâteau rouge, ni en sérosité qui surnage. Le tout paroît une espece de gelée plus ou moins livide ou noire en différens endroits, & quelquefois il est tout rouge (a). Mais de quelque espece

(a). La même chose arrive au sang le plus sain tiré d'une veine, si d'abord on y mêle un alkali volatil.

qu'il foit, la puanteur ne tarde guére à s'y faire fentir. L'haleine & l'urine toujours fortes dans ces malades, prouvent que cette puanteur eft déja commencée dans le fang, dont l'acrimonie augmente de jour en jour au point que les humeurs rongent les petits vaiffeaux, & caufent ces hémorrhagies effrayantes qui arrivent, fans qu'il y ait aucun figne de pléthore, ni aucune apparence de fiévre, ou qu'elles ayent été précédées de quelque exercice violent.

Il y a des maladies dans lefquelles les humeurs pourriffent entiérement avant la mort, ce qui fe déclare par des taches noires, comme j'en ai vû nombre d'exemples dans cette ville. Quelquesuns de ces malades meurent le fecond ou le troifieme jour. Leur cadavre devient noir auffi-tôt, exhale une horrible infection, & il fort des oreilles, du nez, de la bouche

bouche & du vagin une sanie dont on ne peut supporter l'odeur.

Tous les Auteurs disent que la peste est accompagnée de fréquentes hémorrhagies qui sont très-difficiles à arrêter. La même chose arrive dans les fiévres pestilentielles, ce qui est ordinairement suivi de la gangrène. La petite Vérole a aussi quelquefois de pareils symptomes, comme pourpre noir ou livide, hémorrhagies & gangrène.

Les Inoculateurs veulent que ces accidens dépendent de la qualité du sang, qui a plus ou moins de disposition à la pourriture. Je n'irai pas absolument contre cette opinion qui paroît appuyée de plusieurs observations; mais je croirai toujours qu'il y aura de la témérité à se laisser insérer d'autre pus que celui d'une petite Vérole bénigne, quoi qu'en disent ces Messieurs qui sont assez hardis pour insérer du pus de toute espece de pe-

M

tite Vérole indifféremment , &
pour s'en vanter même dans leurs
écrits.

Mais si on leur demande quelle
est cette mauvaise disposition du
sang qui cause tous ces symptomes , ils répondent que c'est une
acrimonie plus ou moins grande ,
& une tendance à la pourriture. Il
est vrai qu'il n'y a point d'autre réponse à faire.

Or cela étant ainsi , ne doit-on
pas s'assurer s'il n'y a point d'acrimonie dans le sang avant que d'inférer le pus variolique? Si on y
procédoit avec exactitude , il n'y
auroit jamais de petite Vérole artificielle maligne , dont on voit souvent des exemples. Pensent - ils
qu'il y a plusieurs especes d'acrimonies ?

Boerhaave dans sa Pathologie
nous parle de l'acrimonie saline ,
de la muriatique , de l'acide spon-
tanée , & de l'acrimonie fermen-

tée , ensuite il fait mention de l'acrimonie aromatique , de la spiritueuse qui provient de la fermentation, de l'acrimonie fermentante telle que celle des liqueurs qui font en fermentation ; des différentes especes de viscosités , & de la nature huileuse de nos humeurs. Qu'on considere ces diverses sortes d'acrimonies, qu'on life Boerhaave, & qu'on examine ensuite s'il est possible d'en détruire une seulement , dans l'espace d'un ou de deux mois.

Mais pour parler plus intelligiblement en faveur de ceux qui ne font pas au fait de la Médecine , ne seroit-ce pas une imprudence criminelle d'inoculer un sujet qui se trouveroit attaqué ou menacé de scorbut ? On en voit souvent des marques non-seulement chez les adultes , mais encore chez les jeunes gens & les enfans. La plus legere contusion chez certaines femmes leur imprime fur la peau des taches noires ou livides, & elles font ordinairement réglées avec excès. La moindre coupure leur fait perdre beaucoup de fang. Il en eft à qui les gencives faignent fréquemment, & qui répandent fouvent du fang par la bouche, par le nez, par l'anus ou par les parties naturelles, fans playe, fans coups, ni fans fiévre.

Tous les fujets de cette efpece devroient-ils être expofés à l'inoculation ? Penfe-t-on qu'il fuffit d'une préparation ordinaire pour remédier à tous ces maux? Par-tout où il y a de l'acrimonie, la fiévre varioleufe, ou l'effervefcence, & la confufion des humeurs qui fe fait alors dans les vaiffeaux, font heurter les pointes falines fi fouvent & avec tant de force, contre les globules rouges, que les particules qui les compofent fe féparent, & que le *gluten* qui les lioit ensemble se détruit entiérement.

Voici un exemple familier qui servira de preuve à ce que je viens de dire.

Tout phlegmon qui suppure donne un pus doux & louable, quand il n'y a point d'acrimonie dans le sang ; mais la qualité de ce pus devient mauvaise, quand il y a de l'acrimonie, qui est quelquefois telle, que le phlegmon ne fournit qu'une sanie gangrèneuse ou cancéreuse.

Par conséquent toute disposition au scorbut, toute acrimonie doit être un empêchement à l'inoculation. Qu'y a-t-il de plus commun que de rencontrer des femmes qui ne vivent que de ragouts fortement épicés, qui font leur déjeuné de caffé, qui en prennent encore après le repas, & qui boivent des vins les plus recherchés, comme celui de Chypre & autres semblables ? Croira-t-on que le fang des femmes qui fe nourriffent ainfi, foit plus fain que celui des fcorbutiques ? Ces mets & ces différentes liqueurs détruifent par leur acrimonie la confiftence du fang. Les alkalis volatils ou les alkalis fixes avalés diffolvent le fang dans fes vaiffeaux. Le fréquent ufage d'aloès & de l'efprit de corne de cerf, caufe des hémorrhagies, & le fel volatil huileux, mêlé avec le fang récemment tiré, le diffout en très-peu de tems.

Le caffé, comme nous le prenons, eft un alkali fixe & une huile empyreumatique. On le rôtit jufqu'à ce qu'il foit prefque en charbon, & on le fait enfuite bouillir dans l'eau. Que devons-nous attendre de ce breuvage, qui eft un fel rendu prefque fixe, & une huile empyreumatique vraiment cauftique ? la diffolution de toutes les humeurs, & l'érofion des petits vaiſſeaux capillaires.

Je demande maintenant ſi l'on doit faire l'inoculation aux perſonnes qui vivent de la ſorte ; ou ſi une ſaignée, quelques purgations, & les humectans leur ſuffiſent pour toute préparation ? Il eſt aiſé de s'appercevoir que l'urine de ceux qui font uſage du caffé eſt forte & alkaline, ce qui prouve que cette boiſſon rend la ſéroſité, la lymphe & le ſang plus ou moins alkalins. Mêlera-t-on donc avec ces humeurs la contagion varioleuſe qui ne peut qu'augmenter le mal ? Mais l'on n'y penſe pas, ou l'on paſſe ſur ces difficultés avec une confiance que l'ignorance ſeule peut inſpirer.

Notre ſang tend naturellement à l'alkaleſcence ; l'uſage de viande, de poiſſon, de fromage vieux & ſec, & de vin ſpiritueux y contribue encore beaucoup. Ne doit-on pas avoir égard à toutes ces

chofes-là ? & peut-on s'imaginer
qu'il foit facile d'y remédier dans
un court efpace de tems ? Doù
vient que la petite Vérole, foit
naturelle, foit artificielle, eft toujours dangereufe chez les hypo-
chondriaques ? c'eft parcequ'il y a
une bile très-âcre qui domine chez
eux. Mais fi l'alkalefcence du fang
fe joint à une effervefcence des
parties huileufes, il fe formera une
efpece de bile infiniment âcre, qui
renforcée par la contagion varioleufe, détruira tout.

L'état d'alkalefcence fe trouve
fouvent compliqué avec les deux
premiers tempéramens dont j'ai
parlé plus haut. Or l'un ou l'autre
de ces deux tempéramens, quand
il fe trouve dans un fort degré,
rend la petite Vérole naturelle,
de même que l'artificielle, infiniment dangereufe. Qu'arrivera-t-il
donc fi l'alkalefcence s'y trouve
compliquée ? Dans le premier
tempéraments

tempérament le sang est très - visqueux & chargé de cette matiere qui forme la coënne inflammatoire que nous voyons dans les palettes, comme je l'ai déja dit. Si on insere dans un tel sang la contagion varioleuse, elle y excitera une fiévre très-inflammatoire, accompagnée de douleurs aiguës, difficulté de respirer, délire & autres symptomes effrayans, que l'acrimonie rendra plus terribles. Dans le second tempérament, le sang est lâche & aqueux, le pouls est petit, lent & foible, quoique fréquent, l'urine crue, on sent des foiblesses, on éprouve des baillemens & des especes de vapeurs : le sang se fait jour par différens endroits, sans douleur, ni mal-aise ; & si l'on inocule, les parties du corps ne s'enflent pas comme dans toute autre petite Vérole.

Quelle est la cause de cette différence ? C'est que dans le pre-

<u>N</u>

mier tempérament, qui eſt, comme nous l'avons obſervé plus haut, tout de feu, la fievre & la chaleur ſont exceſſives ; au lieu que dans le ſecond il n'y a pas aſſez de fievre pour faire ſortir la matiére varioleuſe, ou s'il ſe fait une eſpéce d'éruption, là fievre qui reſte après n'eſt pas aſſez forte pour faire lever les puſtules, & procurer la ſuppuration : de-là ces boutons ſecs, cruds & indigeſtes. Si dans ce cas-ci il ſe trouve quelque acrimonie, toute la maſſe du ſang pourrit peu à peu, & le malade meurt de gangrène.

Que d'indications diverſes ſe préſentent dans ces deux cas ! Que de différentes cauſes à y combattre ! Quelle diverſité à mettre dans les préparations pour l'inoculation, & quelle imprudence de s'y livrer en de pareilles circonſtances !

N'a-t-on jamais vû d'Inoculés qui avoient dans le ſang une acrimonie cachée, purulente, dartreuſe, galeuſe, ſcrophuleuſe, tendante à la lèpre, vénérienne ou rachitique ? combien de pauvres enfans ont péri par la petite Vérole naturelle, pour avoir hérité quelqu'une de ces funeſtes qualités de leurs parens ou de leur nourrice ? Les Inoculateurs ont ſouvent ſoupçonné ces inconvéniens dans leur méthode, & y ont attribué la plûpart des malheurs qui l'ont ſuivie.

Ces acrimonies cachées, qui peut-être reſteroient aſſoupies juſqu'à quarante, cinquante ou ſoixante ans, ſe réveillent par l'infection qui ſouille & exalte toutes les humeurs du corps. Cette acrimonie ainſi exaltée ou acquiert aſſez de force pour tout bouleverſer pendant la petite Vérole artificielle, ou pour paroître enſuite ſous ſa propre forme, ou ſous quelque autre qui en conſerve toujours l'eſ fence, fans céder aux remedes qu'on y connoît les plus propres.

Combien de belles filles devenues hideufes par cette inadvertence ! Combien de jeunes enfans défigurés ou eftropiés ! On ne doit pas en attribuer la caufe aux Inoculateurs qui ne peuvent juger que de ce qu'ils apperçoivent, ou à qui les parens ne jugent pas à propos de faire l'hiftoire de leur vie, & qui pour la plûpart ne feroient pas en état d'en tirer aucune conféquence jufte.

On a vû en Angleterre un Inoculateur refufer de donner la petite Vérole artificielle à une perfonne, parcequ'il craignoit une fuppuration fourde : on en a vû un autre l'entreprendre dans ce cas douteux, & le malade mourut fix mois après, de la fuppuration manifeftée.

Mais ces Meffieurs ont toujours une raifon à donner, qu'eux feuls

regardent comme concluante; c'eſt
que toute maladie qui enleve l'I-
noculé quarante jours après l'opération , n'y doit pas être imputé ;
mais les vrais Médecins en jugent
bien autrement , & ſçavent diſtinguer les maladies ſecondaires de
celles qui ne le ſont pas.

Ce n'eſt pas l'embonpoint & la
ſanté apparente d'un enfant qu'il
faut conſidérer quand on veut lui
faire l'inſertion : ce n'eſt pas la
petite Vérole, comme petite Vérole. C'eſt encore , comme je l'ai
déja dit, la vie paſſée du pere, de
la mere , ou de la nourrice.

Les enfans galeux qui contractent la petite Vérole, l'ont toujours
plus cruelle, que ceux qui ne le
ſont point, à moins que dans ceux-
ci la différence du tempérament,
ou quelqu'autre vice du ſang ne
ſe joigne à la maladie.

De même les enfans nés de parens galeux ou nourris par des fem-

mes galeuses, font toujours plus malades de la petite Vérole, que ceux qui font nés de parens fains, ou qui ont eu de bonnes nourrices.

Il en eft de même encore des enfans dont les parens ou les nour-rices ont des taches de rouffeurs. La petite Vérole eft plus forte chez eux que chez les autres qui ne font pas dans ce cas. Mais il tire moins à conféquence que le précédent.

Il y a beaucoup de rifque pour ceux dont les parens ou les nour-rices font attaqués de fcorbut.

Ceux qui font nés de parens fujets aux dartres, foit qu'elles foient cachées ou apparentes, n'ont jamais eu de petite Vérole favorable. Les puftules font ordinai-rement borgnes ou verreufes ou filliqueufes, & quelquefois ac-compagnées de pourpre.

Elle eft ordinairement bénigne dans ceux dont les meres ont des fleurs blanches, laiteuses & simples, à moins qu'il n'y ait encore quelqu'autre vice. Mais elle est beaucoup plus mauvaise quand ces fleurs blanches sont vertes, jaunes & de différentes couleurs.

Elle est plus ou moins maligne dans les enfans de parens scrophuleux, ou qui ont succé le lait de semblables nourrices.

J'en dis de même de ceux qui sont nés de pere ou de mere attaqués de mal vénérien.

Les adultes qui contractent la petite Vérole dans le tems d'une gonorrhée qui est coulante, ou de chancres qui suppurent, l'éprouvent beaucoup plus bénigne que ceux chez qui cette gonorrhée est supprimée.

Mais s'ils ont des ulceres véroliques, considérables aux extrémités ou aux parties de la génération, ces ulceres grossissent, & font de furieux progrès pendant tout le tems de la petite Vérole.

Si la fiévre d'éruption est forte, elle supprime l'écoulement de la gonorrhée, & alors on urine avec plus de difficulté. Mais si elle n'est que légere, l'écoulement augmente, & le malade semble en éprouver du soulagement. Mais la petite Vérole ne guérit pas le mal vénérien. Il en devient au contraire plus mauvais dans la suite, & fait des progrès plus rapides. Mais le mercure & les autres remedes propres à ce mal, guérissent radicalement les reliquats de la petite Vérole.

J'ai dit ailleurs que j'avois guéri par la tisanne faite avec les bois sudorifiques, & un nouet de mercure & d'antimoine, des restes de la petite Vérole qui subsistoient depuis dix ans.

J'ai vû des ulceres varioliques aux paupieres, lesquels avoient résisté pendant plusieurs années, aux remedes ordinaires, & même à la pierre infernale, guéris par les frictions mercurielles dont le malade avoit befoin alors pour d'autres raifons, on les touchoit feulement un peu d'une eau préparée avec le mercure.

J'ai vû une petite Vérole avec le pourpre qui difparut fubitement à force de remedes, mais elle fut fuivie de dartres & d'une maladie pédiculaire qui dura long-tems.

Toutes ces obfervations me font croire que les remedes propofés par M. Lobb ne font pas indifférens pour empêcher la petite Vérole.

Il y en a bien d'autres encore à faire, & qui feroient bien néceffaires pour développer la nature de cette maladie que nous ne connoiffons pas encore affez. Mais cela n'eft point praticable dans un Hôpital où l'on ne connoît ordinairement ni les parens, ni la nourrice de ceux que l'on y traite.

Mais il fuit naturellement de celles que je viens de donner, que les pere & mere qui feroient tentés de faire inoculer leurs enfans, ne devroient jamais s'y réfoudre qu'après s'être mûrement examinés, auffi bien que la nourrice, & qu'après avoir prévenu toutes les fuites des inconvéniens que je viens de détailler, & de plufieurs autres encore que j'ai paffés fous filence.

M. Lobb dit que le fang de ceux qui ont une petite Vérole confluente, auffi bien que le fang de ceux qui ont la difcrete, occafionne des fymptomes extraordinaires, & eft ordinairement fort acre & vifqueux.

Je fçais que l'acrimonie peut être compliquée avec la vifcidité inflammatoire ou avec la vifcidité glaireufe; mais lorfque l'un ou l'autre de ces deux vices fe trouve à un certain point, il y a déja une maladie réelle. La petite Vérole est une espece d'acrimonie ; si cette acrimonie est compliquée avec l'une ou l'autre des viscosités que je viens de dire, la petite Vérole devient plus ou moins maligne, à proportion du degré de viscosité. C'est ainsi que le scorbut se trouve quelquefois compliqué avec la fluxion de poitrine, la pleurésie ou la pleuropéripneumonie, dont les symptomes indiquent la saignée, tandis que la dissolution du sang qui est le vrai état des scorbutiques la contre-indique. Mais la petite Vérole peut être compliquée à la fois avec le scorbut & une inflammation de poitrine.

Qu'on inocule une personne qui a une légere disposition scorbutique, elle peut alors contracter une fievre maligne, une fluxion de poitrine ou la pleurésie; & il est assez ordinaire de voir la petite

Vérole naturelle compliquée avec la fievre maligne, sur-tout dans les tems qu'elle est fort meurtriere.

Tous les Inoculateurs avouent que le danger de la petite Vérole naturelle, vient des vices qu'elle trouve dans le sang. La seule viscidité, comme on vient de le voir, suffit pour la rendre plus ou moins confluente & maligne. Tout Médecin sera en état de distinguer si cette viscosité est inflammatoire ou glaireuse ; mais il n'est pas si facile de discerner l'espece particuliere d'acrimonie, & quoique toute acrimonie tende à la dissolution ou putréfaction des humeurs ; il est certain que le même remede n'est pas également bon pour chacune. Le mercure n'est pas le vrai remede contre la viscidité inflammatoire, quoiqu'iil puisse être utile dans la viscidité glaireuse, & les Médecins qui ont eu le plus d'occafions de l'employer, doivent avoir appris par expérience qu'il ne convient pas dans le fcorbut ; il eſt cependant vrai qu'on eſt obligé de l'adminiſtrer lorſque ce mal eſt accompagné du vice vénérien.

Mais alors un ſage Médecin trouve moyen d'en éviter les inconvéniens en y joignant d'autres remedes convenables. Il fçait bien que le mercure détruit cette contagion animale que nous appellons *virus vénérien*, & c'eſt dans cette feule vûe qu'il l'ordonne. Mais ſi la diſſolution fcorbutique eſt aſſez forte pour produire des hémorrhagies, il remet l'uſage du mercure à un tems plus favorable, & ne fonge qu'à rendre au fang ce degré de confiſtence, qui eſt néceſſaire pour employer avec fuccès le remede anti-vénérien.

Je ne doute nullement que le mercure ne foit bon contre toute contagion animale, même contre la petite Vérole qui en est une espece, & je sçais que plusieurs ont employé utilement l'acide du soufre dans cette maladie & contre la gale. Cheynne le recommande comme un excellent dépuratif du sang.

Cependant ce n'est pas dans le tems de l'éruption, que je voudrois ordonner l'æthyops, ni dans la vûe de l'étouffer quand elle est une fois bien établie. Mais seulement pour empêcher la petite Vérole de se communiquer au sang, pour la prévenir, pour en détruire les corpuscules qu'on peut avaler, respirer, ou recevoir par les pores.

On pourroit faire cette expérience dans les hôpitaux, sans blesser les loix qui défendent toute espece d'essais de remedes qui peuvent donner la mort. Celui-ci n'a rien de dangereux ; & pour-

quoi ne le permettroit - on pas,
puifqu'on tolere bien l'inoculation
qui tue fouvent, & ne manque
jamais de devenir funefte au pays où
on la met en ufage ?

On pourroit auffi donner l'æ-
thyops minéral à tous ceux qui par
état, par amitié, ou par charité,
font dans le cas de fe trouver dans
l'atmofphere de la petite Vérole.

M. Lobb nous apprend que fon
remede a fauvé plufieurs perfonnes de la petite Vérole en pareilles circonftances, quoiqu'elles
euffent fenti quelques-uns des fymptomes avant-coureurs de cette
maladie.

Ne feroit-il pas plus raifonnable
de faire l'effai de cet antidote innocent, que d'employer une méthode qui a été fi fouvent funefte
à ceux qui s'y font expofés, &
toujours meurtriere aux pays dans
lefquels on la met en pratique ?

Et fi cet antidote réuffiffoit,

comme il y a tout lieu de l'espérer,
ne seroit-ce pas le vrai moyen
de nous délivrer à la fois de l'Inoculation & de la petite Vérole, de
multiplier les sujets du Royaume,
de conserver au Roi des soldats
invincibles par leur nombre, comme ils le font par l'ardeur & le
courage national, & de prévenir
enfin les ravages d'une nouveauté
dangereuse, & plus funeste que
les guerres les plus sanglantes ?

CHAPITRE

CHAPITRE XIII.

La théorie & les effets de l'Inoculation.

EXAMINONS maintenant la théorie & les effets de l'inoculation. Car il est bon de l'approfondir une bonne fois pour mettre le lecteur en état d'en porter son jugement.

L'inoculation est l'art de communiquer la petite Vérole, dans le dessein d'éviter tous les dangers qui accompagnent quelquefois celle qui vient par accident.

Il y a différentes manieres de donner cette maladie dans le système des Inoculateurs.

1. Les Chinois insinuent dans les narines des croutes de petite Vérole. Elles y restent plus ou moins de tems, selon que l'Inoculateur le juge convenable.

O

II. A Constantinople on met dans un raisin sec , dont on a vuidé les pépins, une ou deux croutes de petite Vérole , & on le fait avaler. C'est la nouvelle méthode de ce pays là , parcequ'on a cru que l'ancienne ne suffisoit pas.

III. En Italie quelques Inoculateurs commencent par l'application d'un emplâtre épispastique, & oignent ensuite la partie d'une certaine quantité de pus variolique, & la couvrent de coton, un d'un emplâtre , ou de tous les deux à la fois. M. Méad semble préférer cette méthode à toute autre.

IV. D'autres piquent la peau en plusieurs endroits avec une aiguille , & y appliquent ensuite le pus.

V. En Irlande on s'y est pris quelquefois en échauffant bien une partie du corps par une friction seche , & en y appliquant du pus d'abord après.

VI. En Angleterre la façon la

plus ufitée aujourd'hui, eft d'ou-
vrir le bras par une légere incifion où l'on infere un fil imbibé de
pus variolique, avec les précautions néceffaires pour le contenir
pendant tout le tems que prefcrit
l'Inoculateur.

« Il importe peu , dit Monfieur
» Frewen (a), dans quelle partie
» du corps on fait cette opération.
» Je fuis convaincu que l'applica-
» tion du pus, à telle partie que
» ce foit, produira toujours la pe-
» tite Vérole ».

Cependant il donne la préféren-
ce au bras, & ajoûte que les incifions peuvent fervir de cautère
pendant tel tems qu'on jugera
convenable.

Tous les Inoculateurs, du moins
les Européens, dont on voit les
ouvrages fur cette matiere, fup-
pofent un germe de petite Vérole
chez tous les hommes, qui les

____
(a) Page 20.

rend fufceptibles de la petite Vérole toutes les fois que la contagion variolique vient à s'y joindre, foit que cela arrive par accident, ou que ce foit un effet de l'art.

Ils difent que ce germe vient des parens, du moins de la mere; que la petite Vérole, foit naturelle, foit artificielle, le détruit, & par conféquent qu'on ne fçauroit avoir cette maladie qu'une feule fois.

« Malgré toutes les difficultés
» impénétrables de la petite Véro-
» le, dit encore M. Frewen (a),
» il y a des chofes dont l'évidence
» nous faute aux yeux ; comme,
» par exemple, que l'on ne peut
» jamais prendre cette maladie
» qu'une fois dans la vie ».

M. Noguez, grand partifan de l'inoculation, dit dans fon difcours préliminaire à la relation de M. Jurin, qu'outre le germe qui nous

____
(a) Page 15.

a été tranfmis par nos parens, nous en avons encore reçu un autre des Arabes, & que c'eft par l'union & le mélange de ces deux germes que nous fommes fufceptibles de la petite Vérole.

Cependant, ajoûte-t-il, nous ne la contractons jamais que par une certaine difpofition de l'air, difpofition qui n'eft pas moins accidentelle dans cet élément, que la petite Vérole chez nous. De forte que cet Auteur penfe que cette maladie n'eft pas contagieufe, quoiqu'il ne puiffe pas ignorer qu'on la donne par inoculation dans toutes les faifons de l'année, & qu'il n'eft pas befoin d'attendre une certaine difpofition de l'air pour faire cette opération, & pour en voir les effets.

Mais pour obvier à la grande objection qu'il a prévu qu'on pourroit faire contre cette méthode, par rapport à l'infection meurtriere qu'elle doit étendre & multiplier, il a cru devoir nier la contagion même de la peste, parcequ'il sçavoit qu'elle ressemble fort à la petite Vérole, & que l'inoculation de l'une ne devoit pas mieux s'accréditer que celle de l'autre, si on les supposoit contagieuses.

M. Jurin dit que l'établissement de l'inoculation demande l'expérience de plusieurs années, & qu'un seul exemple de rechute après cette opération, doit la faire tomber entierement. M. Frewen dit la même chose & copie M. Jurin en cet endroit.

Cependant celui-ci dit ensuite que quand même on auroit la petite Vérole naturellement après l'inoculation, on ne devroit pas pour cela abandonner cette pratique, parcequ'en cas de rechute on feroit de pair avec ceux qui ont eu la petite Vérole naturellement.

Il y a apparence que M. Jurin a

eu quelque connoissance de rechute après l'inoculation , ou du
moins il en a reconnu la possibilité
parcequ'il avoit lû les Auteurs qui
donnoient des exemples de ces rechutes après la petite Vérole accidentelle. Mais si l'on a vû mourir
des personnes de la seconde , de
la troisieme, de la septieme, ou de
la huitieme petite Vérole naturelle , ne peut-on pas périr d'une semblable rechute après l'inoculation ?
J'en ai rapporté des exemples qu'il
est inutile de rappeller encore. Si
l'on étoit toujours sûr de ne point
mourir de la petite Vérole artificielle, ce seroit un avantage qui
prouveroit beaucoup en faveur de
l'inoculation. Mais s'il est certain
que plusieurs personnes en sont
mortes, & qu'après cette opération on peut avoir encore la petite
Vérole naturelle, que les Inoculateurs regardent comme beaucoup
plus dangereuse que l'artificielle ,

il n'y a plus d'avantage à se faire inoculer. On risque de mourir de l'inoculation, & on n'est pas sûr de réchaper d'une rechute accidentelle.

M. Noguez, plus réservé que les autres, dit que la petite Vérole naturelle ne détruit pas non plus que l'artificielle tout le germe variolique ; mais qu'elles ne font que d'en diminuer la quantité.

M. Mead agite une autre question ; sçavoir, si l'on peut contracter les écrouelles par l'inoculation, & semble croire que cela ne peut pas arriver. C'est que vraisemblablement il y avoit de son tems quelque soupçon sur ce fait particulier. Mais la chose est à présent hors de doute, puisque nous en avons des exemples ; & j'en pourrois donner encore d'autres, s'il m'étoit permis de nommer les personnes.

Tous

Tous les Inoculateurs conviennent que leur opération eſt quelquefois ſuivie de la petite Vérole
confluente, maligne, &c. On n'a
qu'à les lire depuis les années mil
ſept cent vingt-trois & mil ſept
cent vingt-quatre, tems auquel
écrivoit M. Jurin, juſqu'aujour-
d'hui, on trouvera toujours ce fait
plus ou moins avoué.

« Il y a, diſoit M. Frewen en
» 1740 (*a*), des perſonnes dont le
» ſang eſt ſi ſujet à s'enflammer,
» lorſqu'on y donne la moindre
» atteinte, que malgré toutes les
» précautions poſſibles, il ne peut
» jamais donner une petite Vérole
» bénigne ».

Ne diroit-on pas en voyant ce
paſſage, que M. Frewen ne re-
connoît point d'autre obſtacle à
ſurmonter que la diſpoſition inflammatoire du ſang, laquelle ne
regarde au juſte que ceux du pre-

(*a*) *Page* 12.

P

mier tempérament que j'ai expliqué ci-deſſus ? Car dans toute ſa
page il ne parle point d'aucune
autre diſpoſition, d'où la malignité
de la petite Vérole puiſſe dépendre,
& il ajoûte auſſi-tôt : « Que cette
» diſpoſition inflammatoire ne doit
» pas nous empêcher d'inoculer
» ces perſonnes, puiſque, non-
» obſtant la malignité qu'elle peut
» porter avec elle, il ſuffit qu'on
» puiſſe, probablement par de
» grands ſoins, dompter cette diſ-
» poſition, de façon qu'elle ne
» produiſe pas une petite Vérole
» confluente, pétéchiale ou ſan-
» guine ».

Mais tout le monde ſçait qu'il
y a des petites Véroles diſcretes
qui tuent. N'eſt-il donc pas à craindre que la malignité de cette diſpoſition inflammatoire, que l'on
peut, ſelon M. Frewen, empêcher de produire une petite Vérole
confluente, &c. n'en produiſe une

difcrete mortelle? Encore n'affure-
t il pas qu'on puiffe faire ce changement *par des grands foins*. Cela
eft *probable*, dit-il, & cela fuffit.

Mais comment prévenir ces
accidens, & de quelles préparations ufer pour cet effet?

M. Mead dit dans fon Traité de
la petite Vérole (a), qu'il eft im-
poffible de découvrir la nature de
cette contagion, & M. Frewen
prétend (b) « Qu'il eft auffi diffi-
» cile d'expliquer pourquoi la ma-
» tiere contagieufe, inférée en
» différens corps, produit différen-
» tes efpeces de petites Véroles,
» qu'il l'eft d'expliquer pourquoi
» le Créateur nous a formés avec
» de différens traits & différens
» tempéramens. Tout ce que l'on
» peut démontrer clairement » continue le même Ecrivain, « eft que
» le pus variolique appliqué aux
» incifions, eft comme un feu au

(a) *Page* 24.   (b) *Page* 15.

» milieu des étoupes, & qu'il y
» produit l'espece de petite Vérole,
» que le germe caché dans le corps
» ainsi infecté, excitera ».

J'avoue que je ne comprens pas
assez bien ces deux dernieres phra-
ses. Mais si elles ont quelque
sens réel, il me semble qu'elles
ne peuvent être expliquées que
de la maniere suivante.

*L'espece de petite Vérole que pro-
duira la contagion dépendra toujours
de la nature du germe caché dans le
corps.* Cependant quelques lignes
plus haut (a), il nous dit « Que les
» différentes especes de petites Vé-
» roles dépendent entiérement de
» la diversité des tempéramens des
» individus, & des accidens qui
» leur sont arrivés ». De sorte que
le germe, à l'entendre parler, semble n'être autre chose que le concours ou la réunion du tempéra-

____

(a) Page 15.

ment & des vices accidentels qui fe trouvent en nous.

Voilà une découverte que M. Frewen a faite fans y penfer ; il faut efpérer que quelqu'autre Inoculateur nous en donnera dans peu de plus merveilleufes.

En attendant ils profitent de l'avis de cet Ecrivain qui termine ainfi fes réflexions (a). « Voilà tout » ce qu'il faut fçavoir pour nous » empêcher d'inoculer fans choix » ceux qui fe préfentent. Il faut » examiner d'abord s'ils font des » fujets propres à cette opération, » ou fi on peut les y rendre propres » par une préparation convenable».

Le problême qu'il nous propofe, fçavoir, *Si un fujet eft propre à être inoculé*, n'eft pas fi facile à réfoudre. Pour y parvenir, il faut connoître la nature du germe caché. C'eft ce germe qui détermine l'efpece de petite Vérole qu'on doit

(b) Page 16.

avoir. Si elle est maligne, c'est parceque ce germe est malin; si elle est bénigne, c'est parcequ'il est benin.

Mais personne n'a jamais prétendu déterminer la nature du germe. Tous les Inoculateurs le supposent sans en prouver l'existence. Tous les Anti-Inoculateurs la nient, & prouvent leur sentiment par des raisons très-plausibles.

M. Frewen devroit plus faire que les autres Inoculateurs. Car puisque, selon lui, la variété du germe doit être la regle du choix des personnes propres à l'inoculation, il devroit en démontrer l'existence par des preuves incontestables, & par des principes certains pour faire connoître au juste s'il est benin ou malin dans tel ou tel sujet, & s'il est possible de le corriger quand on le trouve mauvais.

Mais que lui, ou quelqu'autre

de ſes confreres l'entreprenne avec ſuccès, *& erit mihi magnus Apollo.* En attendant je les prierois volontiers de s'accorder entr'eux ſur cet être de raiſon. Car les uns ſuppoſent ce germe dans tous les hommes, les autres prétendent qu'il y a certains ſujets privilégiés qui ne l'ont pas.

Si par germe M. Frewen entend la conſtitution du corps, il eſt certain que tous les hommes en ont un.

Mais ſi par ce terme il entend le tempérament & les vices accidentels des humeurs, il y aura peu de perſonnes ſans germe, quoiqu'il puiſſe s'en trouver chez qui ce germe ne dépende que du tempérament ſeul. Il faut eſpérer qu'il s'élevera quelque Œdipe qui donnera à la fin le mot de cette énigme qui a échapé juſqu'à préſent à la pénétration Angloiſe. En attendant, il ſera toujours vrai de dire que le syftême de l'inoculation èft rempli de contradictions manifes- tes , & qu'on y travaille à tâtons, fans regle & fans principes.

M. Frewen prétend (a) qu'on ne doit point la faire, pas même à la jeuneffe, au printems, parceque la petite Vérole eft ordinaire- ment maligne dans cette faifon ; & pour les adultes, il veut qu'on ne les y admette que lorfque la petite Vérole eft généralement très-bénigne.

Les préparations , dit-il (b), doivent être variées fuivant l'âge, le tempérament, & autres difpo- fitions particuliéres des fujets à inoculer.

On trouve encore d'autres par- tifans de l'inoculation qui tiennent le même langage, appuyé de tou- tes les preuves que la connoiffance de la Médecine peut fuggérer. Mais je ne les trouve point d'ac-

(a) *Page* 16.   (b) *Page* 17.

cord avec eux-mêmes quand ils parlent de l'opération.

Par exemple, ils difent que la contagion eft plus maligne au printems que dans l'automne. Cependant ils veulent que l'on fe ferve du pus qui a été recueilli au printems, & qui vienne d'un fujet qui n'a eu qu'une petite Vérole bénigne. Enfuite ils foûtiennent tous qu'il eft indifférent de quel pus variolique on fe ferve, & qu'il eft également bon de quelque efpece de petite Vérole qu'on l'ait pris, foit bénigne ou maligne, difcrete ou confluente, pourprée, ou fanguine, &c.

Le peu que M. Frewen dit de la préparation eft fort raifonnable, mais il ne répond que foiblement à fa théorie. Il vante beaucoup l'æthyops minéral & le cinnabre, mais il ne paroît pas en fçavoir la raifon. On croiroit d'abord que c'eft pour affoiblir le germe, & on penſe entrevoir enſuite que c'eſt pour arrêter le progrès de l'infection, & étouffer la petite Vérole naiſſante, de ſorte qu'elle produiſe le moins de puſtules qu'il eſt poſſible. C'eſt-à-dire, qu'il importe aux Inoculateurs que la maladie paroiſſe, mais qu'il y ait très-peu de boutons, pour que la cure ſoit plus facile, & qu'ils puiſſent en même tems ſoutenir leur réputation.

Voilà donc M. Frewen partagé entre les ſentimens de MM. Méad & Lobb. Mais ſi la déciſion de M. Méad eſt juſte, il laiſſe ſes malades expoſés à une plus mauvaiſe eſpéce de petite Vérole.

Si au contraire les expériences de M. Lobb ſont vraies, il donne à ſes malades une maladie de trop qu'on auroit pû facilement prévenir ; car il a eu quelquefois le malheur de les voir périr entre ſes mains. Je dis plus : il y a des cas où il sera besoin de préparation pour donner l'æthyops minéral sans danger, & il y en a d'autres où on ne doit pas le donner du tout ; & je soûtiens que dans ces derniers, il n'est pas possible de préparer suffisamment les sujets pour l'inoculation.

Je sçais qu'on l'a tenté dans un cas pareil, & que dans le cours de quarante jours on a perdu plusieurs malades, à l'exception d'un seul à qui un Inoculateur, vraiment éclairé, avoit refusé constamment de prêter son ministere, & qu'un autre plus hardi entreprit néanmoins, & parut avoir guéri. Mais les suites n'en furent pas moins fâcheuses, car il resta une maladie secondaire que le premier Inoculateur avoit prédite, & dont le malade, qui avoit échappé à la petite Vérole artificielle, mourut treize mois après son inoculation.

CHAPITRE XIV.

*Réponse à quelques objections faites
à l'Auteur.*

JE DOIS maintenant répondre à deux forts argumens qui m'ont été faits en faveur de cette opération.

Le premier est de M. Freron dans une de ses Lettres.

Le second est une note qui se trouve à la fin du Discours de M. Taylor, au Collége des Médecins de Londres, prononcé au mois de Novembre de l'année 1755.

Le premier argument est celui-ci, ou à peu-près :

« M. Cantwel a été Médecin de
» M. l'Abbé Desfontaines, & l'a
» tué, donc l'inoculation est une
» invention utile & salutaire ».

Voici ma réponse, & je pense

ue mon adverſaire lui - même ,
uelque aguerri qu'il puiſſe être ,
e la conteſtera pas.

« M. Cantwel a été Médecin
de M. l'Abbé Freron, dans un
tems où toute l'habitude de ſon
corps maigre & décharné annon-
çoit un dépériſſement total , & il
l'a été en même tems de Made-
moiſelle ſa ſœur , qui demeuroit
pour lors avec lui ».

L'un & l'autre ſe portent bien
ajourd'hui.

Donc pour argumenter à la ma-
iere de M. Freron , je dois en
onclure que l'inoculation eſt inu-
le & pernicieuſe. Mais voici une
éponſe qui ſera peut - être plus
ntelligible.

Je n'ai jamais été Médecin de
M. l'Abbé Desfontaines. Ce ſont
Meſſieurs Médalon & de Laine,
ous deux Chirurgiens, qui l'ont
raité depuis le commencement
e ſa maladie juſqu'à ſa mort.

Ces Meſſieurs eſpérant de faire cette importante cure ſans le ſecours de la Faculté, ne voulurent jamais permettre qu'on appellât un Médecin. Cependant voyant que le mal empiroit, ils conſentirent qu'on fît venir M. Bertin, qui enſuite me fit appeller. Je caractériſai d'abord le mal d'hydropiſie de poitrine, & déclarai à ces Meſſieurs que je déſeſperois de la guériſon. M. Bertin ne revint plus depuis, & tout ce que j'eus à faire en pareil cas, fut de donner mon ſuffrage aux remedes propoſés que je jugeai les plus convenables. L'Abbé étoit mon voiſin, & je le voyois depuis ce tems-là preſque tous les jours comme ami, & non comme Médecin, & ne lui diſſimulois pas les inquiétudes que me càuſoit ſa maladie. Mais il tâchoit de me raſſurer ſur certains *ſels hépatiques* que ces Meſſieurs ne ceſſoient de lui montrer dans son urine. J'avoue que je ne connoissois point la nature de ces sels; ou peut-être ma vûe étoit trop foible pour les appercevoir.

Mais je fus bien surpris un matin de voir les jambes du malade scarifiées jusqu'au vif.

L'Abbé me dit que M. de Laine avoit jugé la nuit précédente cette opération nécessaire. Les eaux coulerent quelques jours, mais les playes devinrent bientôt fort pâles, & la mort ne donna pas le tems à la gangrène de s'y établir *(a)*.

Voilà au juste l'histoire de la mort de M. l'Abbé Desfontaines que M. Freron, toujours prêt à plaisanter contre les Médecins, grand

____

(a) Many're misled by that low Grub-street
      Throng,
Whose only aim's to make Men reason wrong,
Presumptuous scriblers Hellishy inclin'd,
By Lies and nonsense to difform the Mind.
So Cacodæmons make Men relish Sin
By sow'ring Virtue they had first suck'd in.

Patron des Chirurgiens, comme feu son Maître, & zélé protecteur de l'Inoculation, veut m'imputer. Un prétendu bon mot lui suffit pour lui faire oublier les devoirs de la reconnoissance, il la sacrifie sans peine à une raillerie déplacée & indécente, pour servir en même tems la mauvaise humeur des Inoculans contre moi : *Risu inepto res ineptior nulla est.*

Je ne dois point ici passer sous silence ce qu'il dit dans la réplique qu'il m'a faite. « Que le nom-» bre du peuple, dans la Grande-» Bretagne, devoit être fort dimi-» nué par les Colonies qu'elle a envoyées « aux Indes. » Pour s'assurer du contraire il n'a qu'à lire l'*Etat présent de l'Europe*, imprimé à Londres en 1752. Il y verra (a) que c'est de ces mêmes Colonies que dépend la force, la richesse & le nombre des habitans qu'on

(a) *Page* 507.

voit

voit aujourd'hui en Angleterre.
Ce qui suit l'éclaircira encore
davantage, & l'empêchera peut-
être à l'avenir, de décider en maître des chofes dont il n'eft pas
affez inftruit.

Pour ce qui eft de la note au
Difcours de M. Taylor, où il m'attaque gratuitement; c'eft un tas de
groffieretés indignes d'un homme
de lettres, & qui conclut encore
moins en faveur de l'Inoculation,
que toutes les autres miferes que
débitent le refte de fes partifans.
Le premier auteur de cette note,
réfide, fi je ne me trompe à Paris,
& M. Taylor, partifan de la nouvelle méthode, a permis qu'on la
fît imprimer à la fin de fa décla-
mation.

On doit mettre au même rang,
ou à peu-près la critique de M.
de la Virotte, imprimée dans le
Journal des Sçavans, de l'année
1755, & les traits qu'un autre

Journaliste a insérés dans ses rapsodies. La réponse au premier est prête depuis la fin de 1755. J'abandonne l'autre (*a*) & son Collégue (*b*) à leur futilité & à leur mauvais sens, pour examiner ce qu'on dit en faveur de l'inoculation, & les faits qu'on peut y opposer.

(*a*) *Me n' moveat cymex Panthilius aut crucier quod*
Vellicet absentem Demetrius ? Hor.

(*b*) Together link these matchless Men,
The crafty Dunce & silly Pen. *Dun.*

So modern' Poticarys taught the Art,
By Doctors bills to play the Doctors part,
Bold in the practice of mistaken Rules
Prescribe, apply & call their Masters Fools.
Pope.

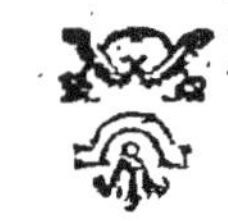

CHAPITRE XV.

Préjugés en faveur de l'Inoculation,
avec les Réponses.

Premier Préjugé.

Tous les hommes, ou du moins la plus grande partie, naissent avec la semence de la petite Vérole; c'est ce que les Inoculateurs appellent le germe de la petite Vérole.

Cette chimere des Arabes a été proscrite de la Médecine depuis long-tems. *Lister*, fameux Médecin de Londres, l'appelle *Commentum*, & par une réflexion bien sensée, s'écrie sur ce sujet: *Heu, quantùm sapimus verba dando!* L'Auteur des Doutes sur l'Inoculation, en démontre la fausseté, & il me semble que ce que j'en ai dit dans ma réponse à M. de la Condamine, suffit pour en bannir l'idée de l'esprit de tout homme qui pense. Et qui ne voit pas que cette opinion est tout-à-fait contraire aux faits ? car il est prouvé par expérience, que la petite Vérole épargne près de la moitié des habitans de la France, & parmi ceux qu'on inocule, il y en a qui ne la contractent pas, tandis qu'on voit des Inoculés qui la prennent une seconde fois.

SECOND PRÉJUGÉ.

La petite Vérole qu'on donne par inoculation, est toujours bénigne & nullement dangereuse.

Cette proposition est fausse, puisqu'on voit mourir plusieurs personnes de la petite Vérole artificielle. Elle a été funeste à quelques-uns à Paris, comme elle l'a été plusieurs fois dans la Grande-Bretagne, en Irlande, à Constantinople, dans la Chine & en Amérique.

J'ai déja cité un assez bon nombre de ceux qui en sont morts en Angleterre : on peut y ajoûter ceux-ci. 1° Le second fils de Mylord Darby. 2° La fille de M. Howard de Greastock. 3° Celle du Chevalier Inglefied, qui languit près d'un mois après l'inoculation avant que de mourir. 4° Le neveu du fameux Docteur Middleton. 5° Le fils unique de M. Denis Macarty. 6° Cinq enfans de la même personne, dont un Gentilhomme de ma connoissance a entendu plaindre le malheureux sort par Monsieur *Datry*, Médecin & Inoculateur à York.

TROISIEME PRÉJUGÉ.

La petite Vérole donnée par inoculation ne défigure jamais.

L'expérience ne répond pas à cette promesse. Paris fournit déja des exemples de défigurés & d'estropiés par l'inoculation. Le fils de M. Wolf du Comté d'Oxford en est resté sourd.

QUATRIEME PRÉJUGÉ.

L'inoculation garantit de la petite Vérole, pour le reste de la vie.
Les Certificats suivans suffisent pour démontrer le contraire.

Premier Certificat, de M. Josnet, Professeur de Médecine en l'Université de Reims.

MONSIEUR,

JE n'étois pas à Reims quand vous m'avez fait l'honneur de m'écrire, c'est ce qui est cause que je n'ai pas eu plutôt celui de vous répondre.

Il est très-vrai, Monsieur, qu'en 1736 ou 37, je traitai à Reims de la petite Vérole un jeune Seigneur Anglois, neveu du Chevalier Walpol, Miniſtre pour lors du feu Roi d'Angleterre. Je ne ſçaurois vous donner la date préciſe de cette petite Vérole ; n'en ayant pas fait de note dans le tems, parceque je ne penſois point qu'elle pût ſervir par la ſuite, & que la maladie n'eut rien d'extraordinaire que la répétition dont on ſe croyoit à l'abri, à cauſe que le malade avoit été inoculé à Londres quelques années auparavant.

Mylord Kanoüet (c'eſt, autant que je peux m'en ſouvenir, le nom du malade) avoit pour Gouverneur un homme de lettres & de mérite. Il m'appella dès les premiers momens de la maladie ; je trouvai le jeune homme avec fievre, douleur de tête, aſſoupiſſement, nauſées ; enfin les avant-coureurs ordinaires de la petite Vérole. Je fis mon prognoſtic ; mais il fut contredit par le Gou-

verneur, qui juroit fur l'impoſſibi-
lité de la petite Vérole, & qui eſ-
ſayoit de me raſſurer par l'infailli-
bilité de l'inoculation. Malgré ſes
promeſſes, je travaillai en attendant la petite Vérole, qui parut
& qui parcourut ſes tems, comme les petites Véroles ordinaires.
Elle fut diſcrete & bénigne ; mais
les boutons devinrent très-gros,
& ſe touchoient preſque, quoique
ſans confuſion. L'éruption n'avoit
pas encore détrompé le Gouverneur ; il fallut la ſuppuration &
la deſquammation pour le convaincre de la nature de la maladie. Enfin il m'avoua qu'il étoit queſtion
d'une petite Vérole, qu'elle le
détrompoit au ſujet de l'inoculation, & qu'il alloit écrire en Angleterre pour détromper les autres.
Je lui ai oüi dire depuis que cette
aventure avoit fait du bruit à Londres, & que pluſieurs familles
étoient revenues de l'enthouſiaſme
qui

qui avoit saisi en faveur de l'inoculation. Comptez, Monsieur,
sur l'exactitude de cette histoire :
je ne sçaurois mieux vous la cau-
tionner, qu'en la mettant, pour
la vérité, vis-à-vis des sentimens
d'estime & de respect, avec lesquels j'ai l'honneur d'être,

MONSIEUR,

à Reims ce 23 Mai 1755. Votre très-humble & très-obéissant serviteur, JOSNET, Professeur en Médecine en l'Université de Reims.

*Aujourd'hui est comparu parde-
vant les Notaires du Roi à Reims
soussigné M. Pierre Josnet, Docteur
& Professeur en la Faculté de Médecine dudit Reims, y demeurant ;
lequel à certifié & affirmé que copie
de la Lettre ci-dessus, est conforme
à la Lettre par lui écrite le vingt-
trois Mai mil sept cens cinquante-
cinq, à M. Cantwel de la Société*

R

Royale de Londres, Docteur Régent
de la Faculté de Médecine en l'Université de Paris, dont & de quoi ledit
sieur comparant a requis le présent
extrait auxdits Notaires soussignés,
qui le lui ont octroyé pour lui servir,
& à qui il appartiendra, ce que de
raison. Fait & passé audit Reims en
l'étude, l'an mil sept cens cinquante-
six, le dix-septieme Avril, & a
signé.

JOSNET.

DELAIR. THEZET.

*Scellé ledit jour. Contrôlé à Reims ce dix-
sept Avril mil sept cens cinquante-six. Reçu
dix-huit sols, y compris le droit de la certifiée.*

Second Certificat, ou Lettre de M. MILLIN.

Paris ce 9 Juin 1755.

MONSIEUR,

Le jeune homme de qui j'ai eu
l'honneur de vous parler, n'est

plus à Paris ; il étoit natif de Londres, & étoit venu en France pour y étudier la Chirurgie ; j'eus occafion, il y a environ deux ans, de le voir, & de m'entretenir avec lui, fur l'état actuel de cet Art en Angleterre. Il fut fur-tout queftion entre nous de l'inoculation, de fes avantages , & de fes inconvéniens ; il m'affura avoir été inoculé fort jeune. Le petite Vérole qui lui furvint fut difcrete , & ne fut accompagnée d'aucun accident fâcheux ; néanmoins la playe par laquelle on lui avoit inféré le virus variolique eut beaucoup de peine à fe refermer , & trois ou quatre ans après , il fut attaqué d'une fiévre continue, qui fe termina par un dépot dans l'endroit même , où précédemment cette playe avoit exifté. J'ai eu l'honneur de vous dire, Monfieur, que j'avois rencontré la même perfonne au mois de Novembre de l'année

R ij

1753, marquée de taches rouges, & très-défigurée d'une seconde petite Vérole confluente, qu'elle venoit d'essuyer; cette récidive, à laquelle elle ne s'attendoit pas, fut précédée d'un grand mal de tête, fiévre continue, envie de vomir, douleur de reins, & d'un engourdissement considérable du bras dont elle avoit été inoculée. Comme ces mêmes symptomes avoient paru dans la fiévre continue qu'elle eut après sa premiere petite Vérole, ne pourroit-on pas en attribuer la cause au virus variolique que l'inoculation n'avoit pas été à portée de développer suffisamment? Le dépot qui survint, & qui fut regardé comme la crise naturelle de cette fiévre, n'auroit-il pas empêché l'éruption qui devoit se faire à la peau? Enfin une observation aussi singuliere ne pourroit-elle pas prouver que les avantages de l'inoculation ne font pas auſſi réels que bien de gens ſe l'imaginent ? Je m'en rapporte à vos lumieres, & ſuis avec une parfaite conſidération,

MONSIEUR,

> Votre très-humble & très-obéiſſant ſerviteur, MILLIN, Docteur - Régent de la Faculté de Médecine de Paris.

Monſieur Millin m'a rapporté depuis que j'ai reçu cette lettre, que cet Etudiant avoit ſenti depuis l'inoculation, une peſanteur aux yeux, qui augmente quelquefois de façon à lui faire craindre, qu'il n'en devienne un jour aveugle.

Troiſieme Certificat de M. l'Abbé DONAGON.

JE ſouſſigné Prêtre du Diocèſe de Cloyne, dans le Comté de Cork en Irlande, demeurant à préſent

au Collége des Lombards à Paris;
certifie que j'ai vû trois perfonnes
dans mon pays, qui avoient été
inoculées avant l'âge de fept ans,
par M.*** Médecin à D.*** dans
le même Comté de Cork, lefquelles trois perfonnes ont eu enfuite la petite Vérole naturellement, vers l'âge de 17 ou 18 ans.
Le même Médecin ayant été appellé pour un de ces malades,
n'a jamais voulu avoüer que c'é-
toit la petite Vérole qu'il avoit,
quoique tout le monde en fût très-
convaincu, & il a fait tout ce qu'il
a pu pour en affoupir le bruit. Je
certifie en outre, que tous ceux que
j'ai connus qui avoient été inoculés, craignent aujourd'hui autant la petite Vérole, que ceux
qui ne l'ont jamais eue, & que
tout le monde de mon canton,
perfuadé par les rechûtes qu'on
a vûes de cette Maladie long-tems
après l'inoculation, croit que cette

opération ne garantit pas de la petite Vérole pour le reste de la vie.

A Paris ce 26 Août 1755.

L'ABBÉ DONAGON.

Quatrieme Certificat.

JE soussigné, Religieux Prêtre du troisieme Ordre de S. François, Apothicaire de notre Couvent de Picpus, & ancien Missionnaire du Levant, certifie, en faveur de la plus pure vérité, que me trouvant à Ptolémaïde en Syrie en 1743, on fit en ma présence l'inoculation de la petite Vérole à Mademoiselle Tesgate, fille de M. le Consul Anglois; l'éruption se fit le troisieme jour, & la Demoiselle fut couverte d'une petite Vérole discrete qui lui laissa des marques considérables au visage; & en 1745 la même Demoiselle

R iv

eut naturellement la petite Vérole confluente, qui ſuppura beaucoup & qui effaça une partie des coutures & des taches qui lui étoient reſtées après l'inoculation de 1743. La Demoiſelle ne fut point en danger dans l'une ni dans l'autre de ces deux petites Véroles.

L'inoculation ſe fait en Syrie entre le pouce & l'index, où l'on fait une inciſion pour y inſérer du pus d'une petite Vérole belle & bien conditionnée; il eſt vrai qu'on fait acheter à l'enfant qui doit être inoculé les boutons de petite Vérole qui doivent lui ſervir ; mais c'eſt un uſage ſuperſtitieux du pays. Au reſte, l'inoculation eſt peu pratiquée en Syrie, très peu connue en Egypte; mais fort en uſage dans la Géorgie & à Conſtantinople.

LE PERE LAURENT LECLERC.

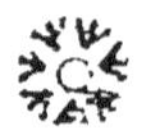

Cinquieme Certificat.

JE souffigné, Chirurgien de Paris, certifie que j'ai traité, dans la rue Dauphine, d'une petite Vérole discrete & complette, un Anglois âgé d'environ vingt-cinq ans, qui m'a affuré qu'il avoit été inoculé dans fon pays, & que fa petite Vérole artificielle étoit abondante ; auffi avoit-il de la peine au commencement de croire que ce fût la petite Vérole. Fait à Paris ce dix Mars 1756.

LEMONIER.

Sixieme Certificat.

JE souffigné, Docteur en Médecine, certifie que je connois en Irlande, dont je fuis natif, une Demoifelle qui a été inoculée à l'âge de douze ans, qui après avoir effuyé une petite Vérole complette, dont elle guérit heureufement, fe trouva dans deux mois attaquée d'écrouelles, qui augmentoient de jour en jour au point de faire craindre pour fa vie; on l'a fait paffer par les remedes, & on lui a fait plufieurs autres médicamens, mais envain, les écrouelles fubfiftent toujours & ne cedent point. Il eft à remarquer qu'on n'a rien épargné pour cette Demoifelle. On a choifi le plus habile Inoculateur du pays, qu'on a fait venir de fort loin & à grands frais : elle a eu tout le fecours poffible depuis que les écrouelles ont paru : aucun de la famille n'a jamais été antiché de ce mal, ni du côté du pere, ni du côté de la mere, de forte que tout le monde l'attribue à l'inoculation. J'ai auffi vû l'incifion faite au bras, pour inférer le pus variolique, devenir gangréneufe : & dans une perfonne il fe fit une fiftule qui alla juf-

qu'au coude, malgré tout le fecours de la Médecine & de la Chirurgie. Il y a des exemples, dans
mon pays de petite Vérole naturelle long-tems après l'artificielle,
& j'ai fouvent oüi dire que la petite Vérole eft beaucoup plus fréquente & épidémique dans la ville
de Cork & le voifinage, depuis
que l'inoculation y eft en vogue,
qu'auparavant.

Tout ceci j'attefte vrai, à Paris
ce 10 Février 1756.

JEAN DEVEREUX.

Mademoifelle Bourdon l'aînée,
qui a été inoculée très-jeune à
Londres, a eu la petite Vérole à
Paris depuis la mort de fon pere.

Je fçais de très-bonne part qu'il
y a ici d'autres perfonnes encore
qui ont fubi l'inoculation l'année
paffée, & qui ont eu la petite Vérole naturelle cette année.

Mademoiselle ..... a été inoculée deux fois : à la premiere, elle
eut une suppuration de plusieurs
jours.

A la seconde, une éruption variolique simplement. Enfin des
personnes dignes de foi m'ont assuré que Madame la Marquise de
Fénelon, racontoit plusieurs exemples de récidives semblables arrivées en Hollande : & on assûre
qu'on a vû paroître la *grosse* & la
petite Vérole par la même inoculation.

Quand la petite Vérole naturelle
ne produit qu'une quarantaine ou
cinquantaine de boutons, on la regarde comme imparfaite ; on l'appelle petite Vérole volante, &
on convient que le malade n'en
est pas quitte. L'inoculation ne
fournit quelquefois que très-peu
de pustules, & doit par conséquent être regardée alors comme
imparfaite, comme une espece de

petite Vérole volante, qui ne peut rien moins que garantir une récidive; mais si on reprend cette maladie, après même que l'artificielle a eu toutes les qualités d'une Vérole complette, à combien plus forte raison doit-on craindre la rechute, lorsque l'inoculation n'a point eu ce caractère; il seroit facile de démontrer par le calcul, que l'inoculation détruit plus de monde que la petite Vérole naturelle, en accordant même que ceux qui en réchapent sont à l'abri d'une rechute pour le reste de la vie. Mais dequoi serviroit le calcul contre les partisans de l'Inoculation, si les raisonnemens & les faits que j'ai employés ne peuvent les convaincre?

Je sens bien qu'on disputera la vérité des exemples de mauvaises suites d'inoculation, qu'on dit avoir vûes à Paris; mais j'espere que la répugnance qu'on a d'être

nommé, & l'intérêt que les Inoculateurs ont de cacher ces vérités, fuggéreront aux Magiftrats les
moyens de s'en inftruire.

CINQUIEME PRÉJUGÉ.

*Il meurt de la petite Vérole na-
turelle, un de cinq; & il ne meurt
de la petite Vérole artificielle qu'un
fur cent, quelquefois un fur mille.*

Chez Monfieur Chatillin, rue
Vantadour, de deux fœurs, l'une
eft morte. Dans l'île S. Louis de
deux fœurs, dit-on, l'une a perdu la vie, l'autre eft reftée aveugle. Le bien public femble demander, qu'on faffe défenfe de
procéder à l'inoculation de qui
que ce foit, fans en avertir auparavant les Magiftrats, afin qu'on ait
le tems de confulter l'expérience,
au lieu de croire aveuglément
ce qu'en difent les Inoculateurs;
il leur importe d'en cacher les

malheurs : mais l'intérêt du public,
plus précieux sans doute , ne permet pas à ceux qui l'ont sincere-
ment en vûe, de rien déguiser
sur cette matiere.

CHAPITRE XVI.

Faits concluans contre l'Inoculation.

PREMIER FAIT.

ON PEUT transmettre les écrouelles avec la petite Vérole artificielle. Cela est prouvé par le certificat de Monsieur Dévreux, Docteur en Médecine. Les Médecins éclairés en Angleterre ont craint cet inconvénient; & si les Gazettiers de Londres étoient aussi fidéles à nous instruire des malheurs de l'inoculation, qu'ils sont empressés à étourdir le public des moindres particularités qu'on voit arriver dans cette ville, nous aurions déja suffisamment d'exemples de cette dangereuse transmission. D'où vient ce silence? Ne transporte-t-on jamais les mourans de la salle des Inoculés,

dans

dans celle de la petite Vérole naturelle ? Ces deux sales sont conti-
guës, & malgré les défenses faites
aux officiers & domestiques de
cette maison-là, de révéler ce
qui s'y passe, on se vante d'avoir
découvert cette ruse: *L'argent fait
parler les pierres.*

SECOND FAIT.

On peut communiquer la grosse
Vérole en donnant la petite par
inoculation. Cette proposition est
prouvée par l'histoire suivante,
communiquée par un Médecin
Anglois, à M. Bruhier aussi Médecin, & envoyée par ce dernier
à M. Seron, Docteur Régent de
la Faculté de Paris, de qui je la
tiens.

S

Histoire de la Vérole transmise à six personnes par l'insertion du pus variolique.

UNE DAME, qui demeure en Hampshire, a fait inoculer cinq beaux enfans, & un domestique. Le fils aîné & le domestique sont morts; & les autres sont si défigurés, que la mere en séche de douleur. Tous leurs os sont pourris, & il sort continuellement des esquilles de leurs bras & de leurs jambes. La fille aînée, qui étoit fort aimable a eu les clavicules jointes ensemble & collées de maniere, qu'on a été obligé de les séparer avec la scie, & d'assujétir les épaules en arriere, pour les tenir en situation. Elle a perdu l'usage d'un de ses bras.

Le pus a été pris d'une fille de campagne, qui paroissoit bien saine & bien fraîche, & qui avoit cependant la Vérole. Un des Ino-

culés, qui étoit au tetton, l'a donné à sa nourrice. Ce Mémoire est
écrit de la main de M. Bruhier.

TROISIEME FAIT.

ON peut mourir de la petite
Vérole naturelle, long-tems après
avoir éprouvé l'artificielle. Cette
proposition est prouvée par l'histoire suivante, rapportée & attestée
par Madame des Alleurs, épouse
de l'Ambassadeur de France à la
Porte. Madame des Alleurs a dit
dans une assemblée, au commencement du mois de Mars 1756, &
à quelques-uns de mes Confreres,
qu'une Demoiselle Hysch, qui
s'est fait inoculer à Constantinople dans le tems qu'elle y étoit,
& qui avoit eu une petite Vérole
discrete & assez abondante par
cette méthode, se croyant quitte
pour toujours de ce mal, voulut
tenir compagnie à sa sœur qui eut

cette maladie par inoculation huit ans après ; mais elle gagna une petite Vérole confluente, dont elle mourut. J'en ai donné un exemple dans le fils de M. White.

QUATRIEME FAIT.

L'INOCULATION étend & multiplie l'infection variolique, & devient par-là plus meurtriere que ne fçauroit jamais être la petite Vérole naturelle.

Pour établir ce fait il faut prouver : 1° Que les Inoculateurs exagerent en difant, que la petite Vérole naturelle tue un de cinq, de fix ou de fept.

2° Que la petite Vérole artificielle étend l'infection plus rapidement, & perpétue la maladie beaucoup plus que la petite Vérole naturelle.

Preuves de la premiere Partie.

1. LISTER, Médecin de Lon-

dres , dit *Que de quarante malades de la petite Vérole , à peine en meurt-il un parmi le peuple , & que les pertes qu'on en faisoit , de son tems, devoient être attribuées à la façon de les traiter , & non pas à la violence de la maladie.*

II. Tout le monde sçait que la petite Vérole est très-rarement meurtriere dans les provinces de la France, & qu'on y voit souvent jusqu'à cinquante ou soixante personnes attaquées de cette maladie, sans qu'il en périsse une seule. Monsieur Raulin dit que dans le pays où il a pratiqué la Médecine, il est rare qu'il meure de la petite Vérole naturelle plus d'un sur cent, & que ceci n'arrive que lorsqu'il y a complication.

III. Les Médecins de l'Hôtel-Dieu de Paris assurent tous qu'il est rare que la petite Vérole soit aussi meurtriere qu'on la publie, & qu'il se passe souvent des années fans qu'il foit befoin de rien ordonner pour aucun d'eux, & fans qu'il en meure, finon les enfans attaqués de la galle.

IV. Monfieur Carrée, Doyen de la Faculté de Bourges, me marque que dans fon pays on a eu l'année paffée une épidémie variolique, & qu'on n'y a perdu que très-peu de malades. Auffi, ajoûte-t-il, l'inoculation eft très-inutile chez nous.

Preuves de la feconde partie de notre Propofition.

La petite Vérole artificielle étend l'infeCtion plus rapidement, & perpétue la maladie beaucoup plus que la petite Vérole naturelle.

I. M. White, Chirurgien à Manchefter, ville très-commerçante & fort peuplée en Angleterre, ayant été mandé, il y a environ quatre ans à Aftly, éloignée d'environ deux lieues & demie, pour inoculer deux enfans de Monsieur Aston Seigneur du lieu, & n'ayant pas jugé à propos de s'éloigner de Manchester, engagea ce Gentilhomme à les lui envoyer. Il n'y avoit pas alors de petite Vérole dans cette ville ; de sorte que le Chirurgien fut obligé d'aller à une lieue de-là, chercher du pus variolique pour ses opérations. Aussitôt que la petite Vérole parut, la ville commença à en être infectée, & il y mourut un nombre très-considérable de personnes. On croit même que la petite Vérole communiquée par ces opérations n'y est pas encore entiérement éteinte.

11. A Newburry, ville très-peuplée dans la Comté d'York, l'inoculation a paru d'abord très-innocente ; mais peu de tems après la petite Vérole qui l'a suivie a été si meurtriere, que tous les habitans

se sont soulevés pour saccager & détruire les maisons des Médecins, Chirurgiens & Apothicaires, qui se mêloient de cette pratique ; de façon que pour les appaiser le Maire a été obligé de se présenter devant cette populace, proscrire l'Inoculation, condamner à une amende de cinq cens livres sterlins, toute personne qui la feroit, & faire consentir par signature à cette sentence tous les Médecins, Chirurgiens & Apothicaires de la ville.

La Ville d'Oxford n'a pas moins souffert que celle de Newburry. Elle a voulu s'en venger de même, & fit bientôt proscrire l'inoculation.

III. Un Médecin très-connu à Londres me marque que cette méthode tue plus de gens qu'elle n'en sauve : « Je veux dire, *ajoute- » t-il*, en étendant l'infection par » tout. La police d'Angleterre est

« telle

» telle qu’il eſt permis à chacun de
» ſe ſervir des moyens qu’il veut
» pour prolonger ſa vie & conſerver
» ou rétablir ſa ſanté, ſans être
» reſponſable au public, ou à ſes
» voiſins, des maux que ces moyens
» peuvent leur cauſer. De-là vient
» qu’on voit quelquefois une rue
» entiere empeſtée par une ſeule
» inoculation, & cent familles dé-
» ſolées par la contagion varioli-
» que, pour ſauver un enfant chéri
» du danger de contracter un jour
» la petite Vérole naturelle. » Mais
eſt-on fondé à croire qu’en vertu
de cette opération, cet enfant chéri
eſt quitte pour toujours d’une maladie ſi redoutée ?

IV. On aſſure que les Magiſtrats
de *Bath* ne permettent pas qu’on
inocule perſonne dans leur ville,
& cela pour prévenir l’infection
générale, ou effrayer le monde
qui y va.

T

Lettre de feu M. CHOMEL, Docteur Régent de la Faculté de Médecine de Paris, & Médecin du Roi à Québec.

MONSIEUR ET CHER CONFRERE,

VOUS avez exigé de moi que je vous communiquasse ce que j'ai pû apprendre de l'Inoculation en Angleterre, que les hazards de la mer & les malheurs de la guerre m'ont forcé d'habiter quelque tems. L'éloignement où j'ai toujours été de Londres & des autres grandes villes m'a empêché de faire aucunes observations sur les dangers ou avantages de cette méthode. Je vous rapporterai seulement un fait qui prouve que si l'on est partisan de l'inoculation dans la plus grande partie de ce Royaume ; il est un endroit où l'on ne la pratique plus à cause de ses dangers. Le Docteur Bolthe, Médecin célebre de Winchester, m'a appris, dans une confultation que j'ai eue avec lui à Alford, qu'elle étoit totalement abandonnée à Winchefter, par le nombre des perfonnes qui en étoient péri. Pour moi j'ai vû dans le département de Portfmouth plufieurs jeunes gens qui revenoient de fe faire inoculer à Londres : ils étoient auffi marqués & défigurés que s'ils avoient eu la petite Vérole naturelle & des confluentes les plus fortes. Malgré ces faits, je m'imagine nêtre pas affez fondé pour adopter aucun parti, préférant d'attendre (à l'imitation de la Faculté de Paris qui n'a pas encore jugé cette matiere) un plus grand nombre d'obfervations & d'autorités.

J'ai l'honneur d'être,

MONSIEUR ET CHER CONFRÈRE,

Votre très-humble, très-obéiffant ferviteur, CHOMEL le jeune, D. R. de la Faculté de Médecine de Paris, & Médecin du Roi à Québec.

ce 19 Novembre 1757.

VI. M. Frewen, Chirurgien &
Apothicaire à Rye en Suffex, ayant
établi au bord du grand chemin
un hôpital d'inoculation, les voyageurs ne voulurent plus y paffer,
& fe firent un chemin à travers les
terres & les champs labourés des
voifins ; de façon qu'on lui fit un
procès pour l'obliger de transférer
ailleurs fon hôpital.

VII. Tout le monde avoue que
les cruelles épidémies de Bofton
& de Hartford, celle de Londres,
l'année que Monfeigneur le Dau-
phin a eu la petite Vérole, & celle
que la ville de Cork en Irlande
effuye depuis quelque tems, une
ou deux fois, tous les ans, font
une fuite de l'inoculation.

VIII. Le Docteur *Wagflaff*, Médecin Anglois, dans fa lettre à
M. Freind, affure qu'un Inoculateur lui avoit avoué, qu'une feule
perfonne à qui il avoit inféré le pus
variolique en avoit infecté fix au-

tres du même logis, que de ces six infectées il y en eut une qui périt, & qu'il lui sembloit que la contagion qui vient de l'inoculation, se répandoit avec plus de rapidité que celle de la petite Vérole naturelle. Si cette circonstance est vraie, il est aisé d'en donner la raison par la grande divisibilité de la matiere ; car tout le monde sçait que plus un corps se corrompt, plus il se divise. Or si un seul Inoculé peut infecter six personnes saines, dix Inoculés en infecteront soixante. Ceux-ci infecteront trois cent soixante : ce dernier nombre de petites Véroles donnera celui de deux mille cent soixante, & celui-ci un nombre de douze mille neuf cent soixante, d'où on verra naître la somme de soixante dix - sept mille sept cent soixante, ensuite de quatre cent soixante-six mille cinq cent soixante, puis de deux millions sept.

T iij

cent quatre-vingt dix-neuf mille trois cent soixante, si la petite Vérole a toujours un même degré de contagion dans les sept Véroles comprises dans ce calcul, à chacun desquels on donne dix jours pour parcourir les trois premiers tems. Et s'il mouroit un de chaque sixaine comprise dans ce dernier nombre, comme il est arrivé dans celui des six infectés, dans l'exemple rapporté par le Docteur Wagstaff, on perdroit sur le tout quatre cent soixante-six mille cinq cent soixante-te personnes.

Que si on ne suppose qu'un seul Inoculé dans une ville, & que celui-ci en infecte six autres, par la même raison, l'épidémie étant par-tout d'égale force, ces six infecteront dans l'espace de trois mois un million six cent soixante-dix neuf mille six cent seize, dont on perdra deux cent soixante dix-neuf mille neuf cent trente-six.

Toutes les épidémies varioliques que je viens de rapporter, &
nombre d'autres arrivées ailleurs,
font autant de preuves de la poffi-
bilité du calcul que je viens de
faire, & du danger qui menace
toute grande ville ou bourg où
l'inoculation eft pratiquée.

IX. Il eft des perfonnes fenfées
qui attribuent la dépopulation de
la Géorgie, de la Circaffie & même de Conftantinople à l'inoculation. Je fçais qu'on en peut encore donner d'autres raifons, &
que la Chine qui eft fort peuplée
pratique par-tout l'inoculation ;
mais ce n'eft pas cette méthode
qui occafionne la grande popula-
tion de ce Royaume. J'en ai donné
la raifon dans ma Differtation
contre l'Inoculation. Il peut y
avoir des raifons particulieres
qui rendent l'inoculation moins
dangereufe à la Chine, le Climat,

T iv

le tempérament, la nature du fang,
le régime , &c.

Il eſt poſſible que l'inoculation
ait cauſé de cruelles épidémies
à Conſtantinople, ainſi que la peſte,
& ces deux maladies peuvent con-
courir également à dépeupler cette
grande ville. Pourquoi ne la pra-
tique-t-on guère en Syrie ? Pourquoi eſt-elle peu connue aujour-
d'hui en Egypte ? Pourquoi tom-
be-t-elle à Conſtantinople ? C'eſt
qu'on y a eu le tems d'en compa-
rer les effets , avec les grandes
promeſſes des Inoculateurs : c'eſt
qu'on l'a plus d'une fois. Quand
la Chine auroit à ſe plaindre de
cette pratique , elle ne l'abandon-
neroit pas. Elle eſt ſi peuplée qu'on
ne fait pas grand cas de la perte
de quelques ſujets. On ne craint
point d'en ſacrifier un grand nombre pour conſerver les traits de
quelques-uns : ne ſçait-on pas que

c'est une coutume parmi les habitans de noyer leurs enfans nouveaux nés, quand ils ne se croyent pas assez riches pour les élever?

x. Dans un hôpital les exhalaisons qui émanent des corps travaillés de la petite Vérole, soit naturelle, soit artificielle, peuvent les affecter mutuellement, augmenter la force, la violence de la maladie, & charger de ses miasmes jusqu'aux habits de ceux qui y entrent, de sorte qu'ils portent la contagion avec eux, & peuvent la semer par-tout où ils se présentent.

La seule surprise, ou la crainte de rencontrer une personne qui voit des sujets attaqués de la petite Vérole, dispose souvent à la contracter. Tel est l'effet que les passions de l'ame font sur nous, que les causes les plus légeres nous affectent très-sensiblement, lorsqu'elles concourent avec elles.

Que ne doit donc pas faire la préfence des malades qui exhalent de toutes les parties de leurs corps ces miafmes contagieux; ou de ceux qui portent fur leur vifage des taches encore toutes récentes? Que ne doit-on pas craindre des approches de tous ceux qui communiquent avec les malades, de l'infection de leur haleine toute chargée de ce venin, ainfi que leurs habits, de ceux enfin qui en portent les principes dans leur poche, & les diftribuent à prix d'argent?

Si cette méthode eft autorifée, on ne pourra plus voir, fans péril, ni Médecin, ni Chirurgien, ni Confeffeur : & que dirai-je des Charlatans? Ce n'eft pas feulement ceux qui n'ont jamais eu la petite Vérole qui auront à craindre; il n'y aura pas plus de fûreté pour les autres, quand même ils l'auroient eue plufieurs fois.

On peut avoir la petite Vérole accidentelle plusieurs fois. J'en ai donné nombre d'exemples. M. Fourcroi Apothicaire, rue S. André-dès-Arcs, en est un exemple vivant. Il a contracté cette maladie trois fois, & sa fille aînée l'a eue aussi trois fois avant l'âge de huit ans. Elle vit encore. A plus forte raison on peut la reprendre après la petite Vérole artificielle, dans laquelle la crise est rarement parfaite.

XI. On ne peut pas assûrer que la ville de Londres a gagné par l'inoculation. En voici la preuve. Monsieur *Deparcieux*, dans son Essai sur la probabilité de la durée de la vie humaine, *page* 101, dit que depuis l'année 1720, il a été baptisé à Londres, année commune dix-sept mille six cent enfans, & qu'il y en est mort vingt-six mille huit cent. La dépopulation est donc de neuf mille deux cent personnes tous les ans, l'un portant l'autre. Et *page 96*, il dit qu'il meurt à Paris, année commune, vingt mille perſonnes, ou un peu moins. Par l'état général des baptêmes, dit-il, ce nombre eſt rempli. Il y a donc une dépopulation à Londres, & il n'y en a point à Paris.

Le calcul de M. Deparcieux va juſqu'à l'année 1746. L'inoculation a commencé à Londres vers l'année 1720 : donc ſans inoculation Paris a toujours conſidérablement gagné ſur la ville de Londres, où l'inoculation eſt plus ou moins en vogue depuis ce tems-là.

Les Inoculateurs diſent que cette méthode n'a été perfectionnée que depuis l'année 1748 : donc ils veulent que nous faſſions un apprentiſſage de vingt-huit ans, pour arriver à ce point de perfection, où ils ſuppoſent les Anglois, & que nous perdions autant de monde qu'ils en ont perdu pendant ces vingt-huit ans, c'eſt-à-dire, deux cent cinquante - ſept mille ſix cent perſonnes, ſelon le calcul de la dépopulation.

Si l'on fait attention au nombre prodigieux d'habitans de toutes les provinces de la France & d'étrangers de tous les pays, qui ſe rendent en foule à Paris, & qu'il y meurt tous les ans beaucoup des uns & des autres, on verra que le nombre des morts parmi les citoyens de cette ville, ne monte pas à beaucoup près à vingt mille, & par conſéquent que le nombre de baptêmes y ſurpaſſe de beaucoup celui des enterremens. Mais Londres n'eſt pas fréquenté comme Paris par les étrangers & les gens de province. Pendant l'été le plus grand nombre des habitans eſt en campagne, où il en meurt certainement pluſieurs, qui ne ſont point compris dans les regiſtres mortuaires de cette capitale, & elle n'eſt remplie que pendant la ſeſſion du Parlement.

M. Thiery, Auteur de la Médecine Expérimentale, dit qu'il meurt en campagne un grand nombre d'Enfans Trouvés de Paris, & il conclut de-là, que Paris perd à proportion autant que Londres. Mais 1°. il eſt faux qu'il meurt en campagne neuf mille deux cent Enfans Trouvés de Paris tous les ans. 2° Les Enfans Trouvés de Londres ſont nourris en campagne, auſſi bien que ceux de Paris, & il n'y en périt pas moins tous les ans dans les villages des environs. Ainſi la concluſion de M. Thiery ne prouve rien contre nous.

Dans l'année 1685, la dépopulation de Londres étoit de huit mille quatre cent quatre-vingt-douze. Dans l'année 1686, elle n'étoit que de ſix mille huit cent ſix : & en 1687 elle n'étoit que de ſix mille huit cent vingt-neuf. Et il y a apparence que si nous avions les registres des années suivantes jusqu'à 1720, nous les trouverions encore diminués, comme dans les trois années 1685, 1686, 1687.

ENTRE tous les désavantages réels de l'inoculation, il me sera permis de faire mention d'un possible; car il y a des cas où l'on doit être en garde contre toutes les possibilités.

Le pus puisé dans les pustules varioliques de certains individus, peut devenir poison chez un autre, & le tuer, non pas seulement par une petite Vérole confluente & maligne, mais encore par sa qualité déletere, sans produire le moindre symptome de cette maladie. Tel étoit le cas du fils du fermier de la Grande-Isle près de Cork (a). N'a-t-on pas quelquefois

(a) Voyez la Dissertation contre l'Inoculation, page 5.

attenté à la vie des perſonnes
cheres à l'Etat, par des remedes qui
cachoient quelques venins ſubtils?
L'inoculation n'offre-t-elle pas un
chemin plus facile & plus ſûr à
de pareils crimes ? Ne voit-on pas
qu'elle peut tendre, pour ainſi dire,
la main à l'avarice , à l'ambition
& à la méchanceté. Point d'A-
pothicaire pour répondre de l'effet
du levain qu'elle demande , point
d'ordonnance de Médecin pour
en conſtater la nature , point de
ſymptome particulier qui puiſſe en
donner le moindre ſoupçon ; au
contraire une poſſibilité reconnue
de mauvais ſuccès, qui doit mettre
l'Inoculateur à l'abri de toute recherche , & le rendre innocent
aux yeux de tout le monde, quand
même il auroit conçu & effectué
le crime le plus noir & le plus pu-
niſſable. Je ne trace ces lignes qu'en
frémiſſant; mais je ne ſçaurois m'y
refuſer après tant d'exemples que
l'hiſtoire

l'hiftoire fournit d'accidens femblables, dont on a par conféquent raifon de fe méfier :

Serpere nec fibris cæca venena finas,
Nec credens Medici verbis fallacibus *unquam*,
Noxia laudatæ vulnera peftis ames.

Anthol. facr.

POUR répondre à tout ce que les Partifans de l'Inoculation ont dit & difent tous les jours de moi & de mes écrits contre cette innovation, je vais ajouter à ce Tableau de la petite Vérole, la Brochure fuivante, imprimée l'année paffée à Vindobone en Allemagne. L'Auteur eft Antoine DE HAEN, Confeiller Aulique de Sa Majefté Impériale, Médecin-praticien, & Profeffeur de l'Univerfité de Vindobone.

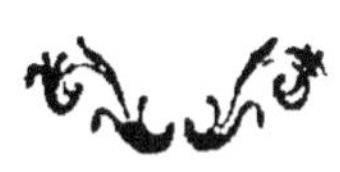

V

MONSIEUR ET TRE'S-ILLUSTRE CONFRERE,

ON m'a remis cet Ouvrage pour le faire lire, pour sçavoir le sentiment des Sçavans, profiter de leurs remarques, objections & observations.

J'ai cru, mon cher Confrere, ne pouvoir mieux m'adresser qu'à vous. Je serois fort aise d'en raisonner quelque jour avec vous. Je répondrai à l'Auteur. Si pourtant vous souhaitiez lui faire une réponse à part, je la lui ferois parvenir : il me paroît, indépendamment de sa célébrité, mériter des attentions parcequ'il cherche la vérité. Je suis charmé de profiter de cette occasion pour vous témoigner en même tems avec quelle considération j'ai l'honneur d'être,

MONSIEUR ET CHER CONFRERE,

ce 8 Sept. 1757.   Votre très-humble & très-obéïssant serviteur, THIERY.

QUÆSTIONES

SÆPIUS MOTÆ

SUPER METHODO

INOCULANDI

VARIOLAS;

AD QUAS DIRECTA ERUDITORUM responsa hucusque desiderantur; indirecta minus satisfacere videntur : orbi Medico denuò propositæ ab ANTONIO DE HAEN, Sacræ Cæsareæ Majestatis Consf. Aulico, Med. Pract. in almâ & antiquissimâ Universitate Vindobonensi Prof. prim.

VINDOBONÆ,

Typis J. T. TRATTNER, Cæf. Regiæque Majeft. Aulæ Typographi & Bibliopolæ.

M. DCC. LVII.

QUÆSTIONES

SÆPIUS PROPOSITÆ

SUPER METHODO

INOCULANDI

VARIOLAS,

Verùm ad quas directa Eruditorum responsa hucusque desiderantur, indirecta minus satisfacere videntur.

*T*RIGINTA, *& quod excedit, anni sunt, cùm primum ex* Thracia Insitio variolarum *in* Angliam *inducebatur.* Angli *famá ejus capti, eandem mox suam in* Americam *invexêre.* America, *vice versâ, illam in* Angliâ *adversâ fortunâ quassatam, & sepultam, resuscita-*

QUESTIONS

CONCERNANT

L'INOCULATION,

Qu'on a déja souvent proposées, & auxquelles les Sçavans n'ont encore fait aucune réponse positive. Comme des réponses vagues & indirectes sur un pareil sujet, ne sçauroient satisfaire les Médecins, qui n'ont en vûe que l'avantage du genre humain, on propose encore les mêmes questions.

Il y a plus de trente années que l'Inoculation fut portée de *Thrace* en *Angleterre*, où la renommée l'avoit déja devancée, & fut bientôt après introduite dans cette partie du nouveau monde, qui est sujette au Roi de la Grande-Bretagne. Le succès qu'elle eut en

vit : ex quo cunctorum ferè enco-
miis atque suffragiis totas Britan-
niæ insulas sibi subjecit. Inde verò
varias ad Nationes delata, tenuem
hîc, illic duram sortem, apud plu-
rimos, nacta est.

Operæ pretium erit mutabilis in-
sitionis sortis apud Anglos, exi-
guique apud alias Gentes progres-
sus, indagasse originem.

Vitæ humanæ conservandæ stu-
dium nimiis eam laudibus forsan
extulerat; repudiaverat, instructa
haud satis in principio rerum, inquie-
tata conscientia. Lite utrinque motâ,
en mox tristia dedit misera morta-
lium conditio suæ corruptionis exem-
pla! Mens præoccupata utraque à
parte visa est, Historiæ ejusdem,
singulique experimenti, mira pro

l'Amérique la fit rétablir dans la suite en Angleterre, où on l'avoit abandonnée & proscrite, à cause des malheurs qu'elle y avoit causés. Depuis cette époque elle a été généralement reçue dans toutes les îles Britaniques, & s'est introduite chez d'autres Nations, où elle n'a pas encore fait grande fortune.

Quelle peut être la cause de ses différentes vicissitudes en Angleterre, & du peu de progrès qu'elle a fait dans les autres parties de l'Europe ?

Il y a apparence que d'un côté l'envie de sauver les hommes des dangers d'une petite Vérole meurtrière, a fait prodiguer des louanges outrées à cette méthode, & que de l'autre une délicatesse de conscience (a) l'a fait rejetter dans

____

(a) On a prêché souvent en Angleterre contre cette innovation, & quoique l'Evêq. de Winchester a prêché en dernier lieu en faveur

animorum difpofitione varietas ; libido calumniandi ; odiofus dominandi in alios amor, undique apparebant.

Obnubilata hinc veritas his, qui neutram partem amplexi, verum unice perquirebant. Maxime verò, quando viles utrinque animi ad fententiam fuam per fas, nefafque, tuendam, falfa pro veris, incerta venditabant pro certis ; nimirum ut

les

les commencemens, où on n'étoit
pas encore assez instruit de ses
mauvais effets. C'est sans doute
de-là que naquirent ces disputes
vives, & ces altercations conti-
nuelles qu'on a vûes en Angleterre
au sujet de cette nouveauté, où
les uns & les autres ont donné des
exemples éclatans de la foiblesse
de l'esprit humain. Le préjugé
étoit si fort de part & d'autre, que
chacun contoit à sa guise l'histoire
de l'inoculation & les suites de
chaque expérience qu'on en faisoit, & pour triompher du parti
opposé se permettoit les invectives les plus grossieres & les plus
indécentes.

Il n'est pas surprenant que les
personnes qui ne prenoient aucun parti dans ces disputes, ne

de l'inoculation; il est démontré que là ville
où est situé son Palais Episcopal, a proscrit
cet usage, Voyez la Lettre de M. Chomel,
Médecin de la Faculté de Paris, & Médecin Royal de Québec en Amérique.

X

*incondita argumentorum mole elide-
rent fauces adversariis. Tunc enim,
licèt in summâ rerum alterutra pars
duntaxat veritati litaret, erraret
alterutra; utraque tamen falsa re-
fellendo quædam verissima protulit.
Effectum hinc, ut qui belli finem
anheli præstolabantur, demum pro-
jicerent animos, spemque totam,
fore ut certi quidquam unquam adi-
piscerentur.*

*Nunquid sapienter illi ? Haud
omnino. Bonæ causæ integritatem
coram Tribunali non labefactat illa
ejus calamitas, quòd sinistros Patronos nacta sit, quòd infidos, quòd
mendaces. An justè causam Christianam deridebat Julianus Apostata,
quòd erroneis falsisque ratiociniis
eandem defendere Heterodoxi anni-
terentur ? Profectò est sedulò in hisce
quærenda Quæstionis origo; sedato-
que animo, & quid, & quousque,
verum utrinque dictum sit, exami-
nandum; videndumque accuratè quid*

puſſent pas démêler la vérité dans les ténebres d'un pareil cahos, où des ames baſſes n'ont pas craint de donner le faux pour le vrai, & l'incertain pour des faits indubitables, afin de fermer la bouche à leurs adverſaires par un tas de raiſonnemens captieux & mal digérés, & de ſoûtenir leur ſentiment à tel prix que ce fût.

Quoique dans tout ce débat il fût certain que l'un ou l'autre des deux partis devoit être dans l'erreur, cependant en réfutant les fauſſetés les uns des autres, ils ont tous deux expoſé des vérités frappantes, & laiſſé ceux qui attendoient la fin de ces diſputes, ſans aucune eſpérance de pouvoir jamais en démêler la vérité? Quelle imprudence de part & d'autre ! la bonté d'une cauſe n'eſt pas du tout affoiblie dans un tribunal juſte, parcequ'elle a eu le malheur d'être

demum in Quæstione supersit, ad
quod sapienter, & directè, respon-
dere impediverit altercandi amor,
idque eâ præcipuè in re, quæ salutis
communis tantopere intersit.

Hæ porro me causæ impulêre,
præcipua Quæstionis capita sedulò
colligerem, ad quæ à magnis, quos
veneror, Viris insitionis Patronis,
necdum ita directè responsum sit,
ut fluctuantes animos convincant,
totamque gentem medicam insitorem
reddant. Sane hi defectus suspensum

défendue par des menteurs & des imposteurs. Diroit-on que *Julien l'Apostat* a eu raison de condamner ou mépriser la Religion Chrétienne, parceque des Prêtres *Hétérodoxes* tâchoient de la défendre par de faux raisonnemens & des principes erronés ? Il faudroit chercher l'origine de ces disputes, & examiner, sans prévention, tout ce qu'il y a de vrai dans les écrits des uns & des autres, & remarquer les difficultés qui restent, auxquelles l'esprit de vertige & d'altercation a empêché jusqu'à présent de faire aucune espece de réponse directe & satisfaisante.

Il ne faudroit pas moins que cela dans une affaire si importante, où il ne s'agit de rien moins que du salut des hommes, pour rassurer les esprits flottans de tous les Médecins de l'Europe, & les rendre Inoculateurs. C'est dans cette vûe que je propose ici aux Parti-

*& me tenent, moranturque, ne nos-
træ numerosæ Academicæ Juventuti
hanc suadeam, hanc laudem methodum, neve publicè eam, privatèque,
defendam, insinuem, inducam.*

*His igitur quæstionibus ubi directè
fuerit satisfactum, manibus ibo pe-
dibusque in sententiam affirmantem:
conabor insitionem brevi ex Anglica
Austriacam facere Germanamque:
doctrinâ demum promovebo, adhor-
tamento, exemplo. Præprimis verò
eum, qui mea mihi dubia excusse-
rit, æternùm venerabor.*

*Si qui verò sint, quos carpendi,
calumniandique animus, virulento
in me calamo ducat, sciant hi, uti
nec formidine eorum, ab iis quæ*

fans fçavans de cette Méthode,
dont je refpecte les talens, les principaux points de ces difficultés,
qui m'empêchent de parler de l'inoculation à mes auditeurs, foit en
public foit en particulier, de peur
d'en paroître le défenfeur, & de
les enhardir à la mettre en ufage.

Mais je promets qu'auffi - tôt
qu'on aura directement fatisfait à
ces queftions, je me rangerai fous
leurs étendarts, & que je ferai
tout ce qui dépendra de moi, tant
en chaire qu'en confultation & par
mon exemple, pour naturalifer l'i-
noculation en Autriche & en Allemagne, autant qu'elle l'eft aujourd'hui en Angleterre ; & que
j'aurai une obligation éternelle à
celui qui voudra bien fe donner
la peine d'éclaircir mes doutes

Que fi malgré cette proteffa-
tion quelqu'un s'avifoit de me
cenfurer, qu'il apprenne, que ce
n'étoit pas la crainte de fa plume

inquieta conscientia dictabat, evulgandis abstinui, ita neque eosdem responso me dignos habiturum. Concludent quippe sapientes desperatam admodum eorum causam esse, quæ fœminarum in foro altercantium more defendi debeat. Hæc sola consideratio quodvis responsum, ipsis unquam dandum, præscindit.

Quæstiones igitur principales, ad quas directa responsio desideratur, hæ sunt:

I. Utrùm insitiva Methodus per DEUM licita?

II. Sit-ne eadem plures in vitâ servatura, quàm via dicta naturalis?

qui m'a empêché jusqu'à présent
de publier ce que ma conscience
m'a dicté sur cette matiere, & que
je regarderai son écrit comme
non avenu, & indigne de réplique.
Se servir d'invectives au lieu de
raisonnement, est se mettre de ni-
veau avec la plus vile populace,
& trahir la cause qu'on veut défendre.

Voici donc les principales Questions, auxquelles je demande des
réponses positives :

I. *Si la Loi de Dieu permet
l'Inoculation ?*

II. *Si on peut sauver plus de
monde par cette méthode, que
par les regles que la Médecine
nous enseigne indépendamment
de l'Inoculation ?*

III. An certò certiùs qui-
vis pene homo debeat va-
riolis laborare ?

IV. Nunquid omni dubio
vacet, quod inoculatio, sive
effectum sortita, sive irrita,
hominem à variolis perpetuò
immunem præstet ?

*Hoc ipso ordine singulas quæstio-
nes examinabo.*

III. *S'il est démontré que pres-*
que tous les hommes doivent avoir
la petite Vérole ?

IV. *S'il est hors de tout doute*
que l'Inoculation, suivie ou non
de la petite Vérole, en met à l'abri
pour le reste de la vie ?

Examinons ces questions l'une
après l'autre.

SECTIO PRIMA.

Utrùm insitiva Methodus per Deum licita?

QUÆSTIO hæc sequentem includebat difficultatem. Mortalium nemo ullum in propriam vitam jus habet; adeoque neque jus habet suam vitam in evidens discrimen conjiciendi. Inoculatio autem hominem in tale discrimen conjicit. Ergo illicita est.

Argumentum sic probabatur: Demus, secundùm plures insitionis Patronos id verum esse, quòd Mortalium vigesimus citra variolas moriatur: ponamus ab insitione mori vigesimum quemque. Nonne igitur ille, qui inoculationem subit, & qui fortè vigesimus ille immunis fuisset, sese periculo exponit, ne jam

PREMIERE SECTION.

Si l'Inoculation est permise par la Loi Divine?

VOICI la difficulté de cette premiere question. Les hommes ne sont pas maîtres de leur vie, & par conséquent ne doivent pas s'exposer à un danger évident de la perdre; or l'inoculation les met dans un danger évident. Donc elle n'est pas permise par la Loi divine.

Pour prouver que l'inoculation les expose à un danger évident de périr, passons ce que plusieurs Partisans de l'inoculation ont avoué, que la vingtieme partie des hommes meurt sans avoir eu la petite Vérole, & supposons ensuite que quelqu'un de cette vingtieme partie se fasse inoculer, & meurt de

ille vigesimus sit, quem insitio de medio tollat ?

Claudicare hoc argumentum pars altera dixit. Et quidem ita, ut vix centesimum mori ab inoculatione nonnulli asseruerint; alii vix quingentesimum ; alii verò nec millesimum. Et quemadmodùm in definiendis ab insitione mortuis graviter erratum esset, ita & in determinando numero illorum, qui per omnem vitam à variolis sarti, tecti viverent, deviatum à vero esse ; siquidem vix millesimus citra variolas diem obiret.

l'opération. La chose est possible, car personne ne sçait s'il n'est pas un des individus, qui doivent constituer cette vingtieme du monde, & s'il se fait inoculer étant une de ces personnes exceptées de la regle générale, il s'expose, & cela sans aucune nécessité, à un danger évident de périr (a).

Les fauteurs de l'inoculation ont d'abord répondu que cet argument étoit fautif, parceque, *selon les uns, à peine en mourroit-il un de cent ; selon d'autres, un sur cinq cens, ou enfin selon d'autres, un en mille. De façon que comme on ne pouvoit pas déterminer au juste le nombre de ceux qui mourroient de cette opération, on ne pouvoit pas non plus déterminer le nombre de personnes qui devoient être toujours à l'abri de la petite Vérole. De sorte que ni dans l'un ni dans l'autre com-*

(a) Voyez la dissertation de M. Cantwell, imprimée en 1755, page 18, 19.

Ratiocinium hoc , nisi me animus fallit , audaculum est , fundamento destitutum , experientiæ contrarium; ut ad Sectionem tertiam demonstrare conabor.

Verùm concedamus pro momento justum hoc ratiocinium esse , id tamen minimè solvit quæstionem. In re absolutè vetita , frequentiùs rariùsve periculum locum non habet, nullaque exceptio datur , nisi expressâ Legislatoris voluntate. Si igitur nemini mortalium jus competat in propriam vitam , nullo casu excepto ; æque parum licebit eam rariori , quàm frequentiori , exponere periculo.

*pte, on n'a pû atteindre la verité ;
car il est certain qu'à peine la mil-
liéme partie du monde échappe à l'infection varioleuse.*

Ce raisonnement me paroît un
peu hardi, sans fondement, &
opposé à l'expérience, comme je
tâcherai de le démontrer dans la
troisiéme Section.

Mais supposons pour un moment
que ce raisonnement soit juste, la
difficulté restera toujours. Dans
un cas absolument défendu, il n'y
a nulle exception à faire. Il est impossible à l'Inoculateur de décider si un tel qu'il prépare à l'inoculation, est un des privilégiés ou
non, & quand même il en seroit
sûr, il ne le seroit point qu'il
releve de la maladie qu'il va lui
communiquer, ni qu'il mourroit
de la petite Vérole naturelle, s'il
la contractoit par hasard. Il ne doit
donc point l'y exposer sans la per-

V

Sed visum quibusdam est peremptorium sese responsum habere. Sunt qui nunquam variolis laborent; suntque quos nunquam insitio contaminet; Atqui hi iidem sunt. Ergo insitio nunquam periculum mortis inducit illi, quem naturales variolæ nunquam impetivissent.

miſſion expreſſe du Légiſlateur,
c'eſt-à-dire, de Dieu. Toutes les
fois donc qu'on inocule, on expoſe
la vie d'un homme, on péche contre les commandemens de Dieu ;
& quand on inocule une perſonne
qui n'auroit jamais contracté cette
maladie naturellement , on fait
une faute que les Inoculateurs
eux-mêmes ne ſçauroient adoucir
par d'autres termes que celui de
témérité (a).

Il y en a cependant qui croient
avoir trouvé une réponſe perem-
ptoire à cette difficulté. La voici :
Il y a , diſent-ils , des hommes qui
n'ont jamais la petite Vérole natu-
rellement , il y en a auſſi à qui le
pus variolique inſéré ne fait pas d'im-
preſſion. Or ceux-ci ſont les privilé-
giés , dont nous venons de parler.
Donc on n'expoſe jamais ceux qui

(a). Voyez la Diſſertation de M. Cantwel ,
page 80 & *ſeqq.*

Utinàm minorem suam Propositionem probarent! Verùm id non posse eos, adeoque totum ruere argumentum, patebit in Sectionibus tertiâ & quartâ.

At verò demus iterum Minorem se suam posse probare, nunquid quæstionem solverint? Non arbitror. Si, nemini jus in vitam propriam auferendam, utique etiam non in eam abbreviandam. Atqui insitio saltem conjicere hominem potest in periculum abbreviandæ vitæ, qui alioqui forte post triginta annos variolas habuisset. Ergo.

ne doivent pas avoir la petite Vérole
naturellement (a).

Je souhaiterois fort qu'ils pusfent prouver leur Mineure ; mais ce seroit demander l'impossible, comme je le prouverai plus bas dans les Sections quatre & cinq ; par conséquent cette nouvelle réponse est aussi destituée de fondement que les autres.

Mais supposons encore que ces Messieurs prouvassent la Mineure, il resteroit encore cette difficulté, qu'il n'est pas plus permis à un homme de s'abréger la vie que de se l'ôter. Or l'inoculation expose les hommes à ce danger-là, puisqu'un homme inoculé à l'âge de dix ou douze ans peut en périr, au lieu qu'il auroit pû vivre

____

(a) Il y a des exemples de personnes qui n'ont pas contracté la petite Vérole par l'inoculation, & qui l'ont eue ensuite naturellement. Voyez page 75, & la Relation de M. Jurin, des succès de l'Inoculation.

*Petitur igitur ad datam quæstio-
nem directa & evidens responsio,
hucusque desiderata, concessa nunquam.*

*Excutiamus nunc responsa indi-
recta.*

*Licita habentur, secundùm di-
vinas, humanasque Leges, Exempla benè multa, in quibus se exponit homo minori periculo, majus evi-
taturus. Suntque inter hæc tum evidentiora iis, quæ ab insitione, tum
frequentiora, pericula. Ergo saltem
licebit periculum tantillum, vix
contingens, subire; quo & majus,
& inevitabile, averruncetur.*

jufqu'à trente ou quarante ans, avant que de contracter la petite Vérole naturellement (*a*).

Je demande une réponse positive, claire & évidente à cette difficulté. Il y a long-tems qu'on la demande, fans l'avoir encore pû obtenir.

Examinons à préfent les réponfes indirectes qu'on y a faites.

Il y a nombre de cas dans lefquels il eft permis par les Loix divines & humaines, de s'expofer à un moindre danger, pour en éviter un plus confidérable, & dans ces cas le danger eft & plus évident & plus fréquent, que dans l'inoculation. Donc il doit être permis de s'expofer à un petit danger, où à peine peut-on dire qu'il y a du rifque, pour en éviter un qui eft inévitable, & où on rifque beaucoup.

(*a*) Voyez la Diſſertation de M. Cantwell, page 30.

Expendamus ordine singula.

I. Si ideo insitio vituperanda, quòd nonnulli inde moriantur, Medicis ultra vetitum erit venam tundere ; emeticum exhibere, purgansque; artus amputare, secare calculos : quandoquidem multi inde pereunt. Atqui hæc adeo periculosa permissa sunt, ut mors præcaveatur. Ergo multò magis inoculatio.

Sed, si quid video, defectuosa omnino insitionem inter, & Medica hæc auxilia, comparatio est.

Medicina cum auxiliis suis à Deo creata, Deo gaudet autore. Eccli. 38. Numeratque in suis cultoribus Prophetas, Evangelistas, principesque Christianæ fidei Marty-

Par exemple.

I. *Si on doit condamner l'inocula-*
tion parcequ'on a observé que quel-
ques individus en meurent, on doit
aussi condamner la saignée, l'émé-
tique & les purgatifs; on doit défen-
dre les amputations & la taille,
parceque nombre de personnes en
meurent; cependant ces secours,
tout dangereux qu'ils sont, se pra-
tiquent tous les jours & ne sont nul-
lement défendus, parcequ'ils ne sont
employés que pour sauver la vie.
Donc à plus forte raison ne doit-on
pas défendre l'inoculation.

Mais cette comparaison est tout
à fait défectueuse; car on ne peut
pas en faire aucune entre l'inoculation & ces secours de la Médecine.

C'est Dieu lui-même qui a créé
la Médecine, & il est lui-même
l'auteur de tous les secours que
cet art nous fournit. *Eccli.* 38.
Et parmi les dispensateurs de ces

Z

res. Nil simile hesterna insitio poterit proferre. Ex hoc capite auxilia medica jam justa, imo sacra, habentur. Nec dicat quis Medicinam, fuis in primordiis simpliciorem, violentis auxiliis his caruisse. *Nam laudatur* B. Lucas *ut Medicus,* Coloss. 4. v. 14. *Medicum eum eundem cum Evangelista fuisse, doctissimus* Freind *inter cætera inde arguit, quòd nemo Evangelistarum morbos plures aptiore idiomate medico græcè adpellaverit, quàm suo in Evangelio* Lucas. *Sed* Lucæ *temporibus, jam ultra quatuor sæcula, ipsissima hæc enarrata auxilia Medica, in usu fuisse,* Hippocratis *monumenta demonstrant.*

fecours nous comptons des Prophetes, des Evangéliftes, des Princes & des Martyrs pour la religion Chrétienne. L'inoculation peut-elle fe vanter d'avoir cet honneur? Les fecours que la Médecine emploie font par conféquent fages & comme facrés. On me repliquera fans doute *que la Médecine ne connoiffoit pas autrefois ces remedes violens.* Cependant S. *Luc* eft regardé & loué comme un grand Médecin, *Colloff.* 4. *v.* 14. & le fçavant Monfieur *Freind* dit que S. *Luc* n'étoit pas moins Médecin qu'Evangélifte, parcequ'aucun Médecin des trois autres n'avoient nommé en meilleurs termes que lui plufieurs maladies, & cela dans la langue des Grecs, & nous fçavons que ces mêmes remedes étoient déja en ufage dans le tems d'*Hippocrate*, qui vivoit il y a plus de quatre fiécles, long-tems avant S. *Luc.*

Deinde, nec purgans, nec vomitorium unquam, ut aiunt, per se, at modò per accidens, lethale fuit. Sed Variolæ, non per accidens, sed per se, periculosæ sunt.

Tamen malè administrata hæc artis auxilia lethum pepererunt. *Concedo: ideoque eadem oportet bene administrare. A bene administratis mors non sequitur. Nunquid idem de insitivis variolis quis adfirmet?*

Sed auxilia hæc adhibentur etiam dubiis in casibus, ubi ab eorum adplicatione ingens nonnunquam est discrimen. Id verò licet. Cur ergo inoculare non liceat in casu minimè dubio?

Ipsum hoc dubium culpa exsolvit artem, non insitionem. Versatur æger in præsentissimo mortis periculo: ni juvetur, mors insequatur. necesse

De plus, ni les purgatifs ni l'émétique n'ont jamais été meurtriers que *par accident*, au lieu que la petite Vérole est dangereuse, non-seulement *par accident*, mais par sa propre nature.

Je conviens que *ces remedes administrés mal à propos peuvent avoir tué bien des personnes.* Il ne faut donc en confier l'administation qu'à des personnes d'une capacité reconnue : & alors on n'aura pas à s'en plaindre. En peut-on dire autant de l'inoculation ?

On me dira encore, *qu'on employe souvent ces secours dans des cas douteux, & que leur administration est quelquefois accompagnée de beaucoup de dangers. Pourquoi n'en feroit-on pas de même de l'inoculation où le cas n'est pas douteux ?*

Je répons que c'est ce doute qui oblige à administrer les autres secours, & qui disculpe le Médecin. Si le malade est dans un dan-

eſt. Certa mors ut præveniatur, incertum adhibetur remedium. Nunquid id affirmare de homine ſano, inſitionem ſubituro, queam ? Nullo verſatur in periculo. Variolas forte nunquam paſſurus fuiſſet. Sin verò patiatur quondam eaſdem, majus fortè non ſubibit, quàm nunc in inoculatione, periculum. Imo ſi à Variolis naturalibus eſt moriturus, poterit mori poſtquam triginta, quadraginta vel quinquaginta annis, Patriæ, Eccleſiæ, Familiæ, egregius extiterit utiliſque Civis. Ita ut is, qui inſitiōnem ſubit, quâvis peccet ratione. Cadit ergo vis tota comparationis.

ger évident de périr, il faut le fecourir, ou le laiffer mourir fans reffource. Ne vaut-il pas mieux en pareil cas lui donner un remede douteux, que l'abandonner à une mort inévitable? (a) Peut-on dire la même chofe par rapport à une perfonne en pleine fanté, à qui on va faire l'inoculation ? Peut-être n'auroit-elle jamais eu la petite Vérole ; ou fi par hafard elle la contracte un jour, la maladie pourra n'être pas plus dangereufe que celle qu'on lui donnera par infertion, ou fi le fujet en doit mourir, ce ne fera, peut-être, qu'à trente, quarante ou cinquante ans, après avoir rendu bien des fervices à fa Patrie, à l'Eglife, à fa famille ou à fes concitoyens, & avoir eu plufieurs enfans (b). Par confé-

(a) *Præftat anceps remedium experiri quàm nullum.* Celfus.

(b) Voyez la Differtation de M. Cantwell, page 30.

Z iv

Missio sanguinis potest equidem infelix esse, sive incuriâ, sive ignorantiâ, tum Medici eam suadentis, tum facientis Chirurgi; sed infortunia hæc venæsectioni non debentur. Si bonus Medicus secundùm artis regulas suaserit illam, si aptus Chirurgus eam, cum bonis instrumentis, ex suæ artis principiis, instituerit; venæsectio per se est auxilium innocuum. Quis id ita de insitione affirmet?

Si artus amputem, si calculum secem, facio quidem periculosas operationes, at verò citra eas, & miserrimè, & certò, & sæpe citò moriendum misero fuisset. An id ita in inoculando?

quent quiconque se fait inoculer péche de toute façon. Il n'y a donc aucune comparaison à faire entre cette nouveauté, & les secours qu'emploie l'Art de la Médecine.

Il est vrai qu'une saignée peut être malheureuse par l'impéritie du Médecin qui l'ordonne, ou le peu d'adresse du Chirurgien qui la fait. Mais ce malheur ne doit pas être attribué à la saignée. Qu'on choisisse un Médecin sçavant & habile, qui n'ordonne que selon les régles de son art, & un Chirurgien adroit qui ait de bonnes lancettes & tout ce qu'il lui faut, on n'aura jamais à se plaindre de la saignée. En peut-on dire autant de l'inoculation ?

On ne peut pas disconvenir que l'amputation d'un bras ou d'une jambe, aussi bien que l'opération de la taille ne soient des opérations dangereuses. Mais si on ne les fait pas, il faut abandonner un

II. Ex sexaginta gravidis una passim moritur. Fœminæ nihilominus nubere licet. Licet proinde in bonum generis humani se submittere periculo. Quòd si liceat periculum sexagesimi subire, multò magis periculum millesimi.

Qualisnam comparatio ! matrimonium ab ipso Creatore, Gen. 2. institutum est : ita-ne insitio ? Matrimonium, Catholicus loquor, ab Ecclesia Catholica creditur à benignissimo Servatore ad Sacramenti evectum dignitatem : etiam-ne insitio ? Quæ igitur similitudo rem inter institutam à Deo, nobilitatamque, &

pauvre malade à son triste sort, &
le voir périr misérablement, dans
des douleurs affreuses, & peut-
être en très-peu de tems. Est-ce-là
le cas de l'inoculation ?

II. *De soixante femmes grosses, il
en périt pour l'ordinaire une. Il est
cependant permis aux femmes de se
marier, & parconséquent de s'exposer à un danger évident pour le bien
du genre humain. Que s'il est permis
à la soixantieme partie des femmes
de s'exposer ainsi pour les autres, que
ne seroit-il pas permis à la millieme
partie des hommes de s'exposer au
même danger pour eux-mêmes ?*

Quelle comparaison ! le mariage a été institué par notre Créateur. *Gen.* 2. A-t-il aussi institué
l'inoculation ? Nous croyons que
notre Sauveur Jesus-Christ a élevé
le mariage à la dignité de Sacre-
ment. En a-t-il fait de même de
l'inoculation ? Quel rapport y a-t-il,
ou quelle comparaison peut-on

infitionem ; quæ neque Deo autore gaudeat, quamque exercere num liceat, adhuc fub judice lis fit?

III. Plures homines unico menfis fpatio in mari pereunt, quàm plurimis annis infitione. Licitum tamen, v. g. ut Pater munus egregium fuo filio conciliet, quo frui tamen, nonnifi mari tranfvectus, poffit. Si majus periculum fortunæ caufâ fubire liceat, utique minus, ipfius vitæ causâ fubire licebit.

Providus Sator generis humani mare pofuit, ceu commercii diverfarum gentium vinculum ; quo ipfæ inter fefe mutuis fubvenirent neceffitatibus. Ipfe panis, inevitabile illud vitæ fuftentaculum, apud Batavos deficeret, nî illi eum ex Mari Baltico fibi compararent. Vinum creaverat Deus ut cor hominis exhilararet: hoc largiffimi Creatoris beneficio Angli carerent, nî iter ad

faire entre une chofe inftituée, or-
donnée & confacrée par Dieu même, & l'inoculation dont il n'a jamais parlé, & qui n'eft pas encore
autorifée par aucune loi humaine?

III. *Il n'eft pas défendu de s'expofer aux dangers de la mer, où il
périt plus de monde dans un mois,
qu'il n'en périt par l'inoculation dans
plufieurs années. On rifque l'inoculation pour fe fauver la vie, on affronte
les périls de la navigation pour amaf-
fer des richeffes.*

La mer a été créée pour faciliter le commerce de différentes
nations, & les mettre en état de
pourvoir mutuellement à leurs
befoins. Les Hollandois n'auroient
pas de pain, fi la mer Baltique ne
leur ouvroit un paffage dans le
nord; les Anglois manqueroient
de vin, fi l'Océan ne leur facilitoit
les moyens de commercer dans les
pays de vignobles. Dieu a fait

*Britannicas Insulas mare penderet.
Piscibus, & pulcris vegetabilibus,
mare replevit, ut eos inde homines
improbo caperent labore.* Petrum
*jussit altum in mare navem duceret,
quo diviti gauderet piscatu.* Dum
*ob magnificam telluris dispositionem
David Rex divinas laudes canebat,
simul admirabatur vastissimum mare,
tam infinitorūm animalium genere
refertum, quàm mortalibus naviga-
bile. Ipse* Servator *mare transivit,
Apostolos transire jussit.* Qui enim
aliter *Britannicis Insulis, Siciliæ,
Corsicæ, Sardiniæ, Melitæ, Rhodo,
Candiæ, &c. fidem Christianam hi,
eorumve successores, inferre potuis-
sent ?* Hæc optimè Grotius de mari
libero.

*Hic igitur video rem quidem per
se periculosam, sed quæ tamen Deum
autorem habeat, utì animi corporis-*

naître dans les eaux des poiſſons &
des végétaux précieux pour l'utilité
du genre humain. Il a ordonné à
S. Pierre, d'aller pêcher au milieu de la mer pour y prendre
une grande quantité de poiſſons.
David en chantant les louanges
du Créateur, qui avoit ſi ſagement
diſpoſé & arrangé les différentes
parties de ſes productions, admire
cette vaſte mer qui nous environne
remplie d'une infinité d'animaux,
& facilitant aux mortels le paſſage
d'un pays dans un autre. *Jeſus-
Chriſt* a paſſé la mer, & a comman-
dé aux Apôtres de la paſſer. Et
auroit-on pû autrement porter la
foi dans les Iſles Britanniques,
dans la Sicile, dans l'île de Corſe,
la Sardaigne, Malte, Rhodes, Can-
die & autres pays? *Voyez Grotius
de la liberté de la Mer.*

J'avoue que la navigation eſt
accompagnée de dangers; mais
je vois auſſi que c'eſt Dieu qui l'a

que bona genti cuique diſtribuat. Quid verò hîc inoculatio? An gaudere eam Auctore & inſtitutore Deo quiſquam probaverit? probare poſſit? Marina ergo itinera quum inſtitutum referant Creatoris, inſitiva methodus cùm nil tale redoleat; nullam omninò inter ſeſe tolerant comparationem. Nullius ergo ponderis, quod inde petitur, argumentum eſt.

IV. Minus malum majori præfertur, conſuetudine adprobatâ omnium Chriſtianorum populorum; quando v. c. Navis, contagione infecta, potiùs pleno in mari, cum omnibus hominibus, perire permittitur, quàm ut in portum excepta, contagium propaget: vel quando tempore Peſtis, limitibus civitati circumpoſitis, quiſque limitum tranſgreſſor ſclopeto occiditur; ne urbem ingreſſus diſſeminet contagium.

instituée,

inſtituée, pour fournir à chaque Nation les ſecours temporels & ſpirituels, dont elle pourroit avoir beſoin. A-t-on jamais oſé dire, ou pourra-t-on jamais prouver que l'inoculation eſt d'inſtitution divine? Il n'y a donc aucune comparaiſon à faire entre la navigation & l'inſertion, parconſéquent tout argument pris de là ne peut être d'aucun poids.

IV. *Tous les peuples Chrétiens ſont d'accord qu'un petit mal eſt préférable à un mal plus conſidérable. Par exemple, il eſt permis & même louable de refuſer l'entrée de nos ports à un navire peſtiféré, & de préférer la deſtruction inévitable de tout l'équipage à l'infection de nos concitoyens. De même il eſt ordonné aux ſoldats, qui gardent la circonvallation d'une ville affligée de la Peſte, de tirer ſur tous ceux qui voulant échapper aux malheurs qui les menacent, entreprennent de paſſer*

A a

Ergo si à variolis naturalibus septimus quisque, secundùm datos calculos, moritur, & ab inoculatione tantummodo millesimus; licebit, præstabitque, unum, quàm 143 mori.

Respondeo præscios Naucleros esse; quod ex portu contagioso solventes, nunquam sint aliis in portubus admittendi. Et ubi ad Pestem averruncandam cancellos urbes circumpositos habent, quos qui transilierint occiduntur, schedulis saltem affixis infligendæ mortis pœna ad cancellos legitur; & qui transiliturus esset, adeoque occidendus, prius ab excubiis monetur.

les limites qui leur font prefcrites.

Seroit-il donc défendu aux Inocu-lateurs d'expofer un feul de mille, pour fauver cent quarante-deux fur ce nombre ? Car on a prouvé en Angleterre que dans la voie naturelle, il mouroit cent quarante-deux fur mille, de la petite Vérole (a).

Je réponds que dans les deux cas propofés, on eft prévenu de ce qui doit arriver : tout Capitaine de vaiffeau fçait qu'en fortant d'un port où la Pefte regne, il ne fera pas reçu autre part, & quand on fait la circonvallation d'une ville

(a) Un Inoculateur auroit autrefois mal paffé fon tems à Rome. Arcagathus, Chirurgien Grec, en fut banni & fa boutique demolie, pour avoir fait trop fouffrir les malades qui s'étoient adreffés à lui.

Horace épouvanté des dangers de la Mer, femble avoir cru, que la navigation étoit défendue de Dieu.

Ne quifquam Deus abfcidit,
Prudens Oceano diffociabili
Terras, fi tamen impiæ,
Non tangenda ratès tranfilant vada.

Od. 3, liv. 3.

Verùm in secundâ Sectione operosâ responsione opus non esse patebit, imo tribus confici posse verbis.

V. Qui insitionem, ceu illicitam, condemnant, suo sibi jugulant gladio. Consuetudinis quippe est illis, ut, si magna in familia infans benignis laboret variolis, suadeant jam cæteros infantes consuescere cum eodem & condormire : quo & benignis illi afficiantur. Ergo hi idem consuetudine cum infecto faciunt, quod nos insitione ; id si illis licet, & nobis inserere licebit.

RESPONSIO PRIMA.

Sententiam horum Medicorum

affligée de cette maladie, tous les citoyens & autres perſonnes qui s'y trouvent alors ſont avertis de ne pas paſſer de certaines bornes à peine de mort. Il y a même des affiches ſur des poteaux plantés à ce deſſein.

Je ferai voir plus bas dans la ſeconde Section, qu'il eſt très-facile de répondre à ces argumens dans trois mots.

V. *Condamner l'inoculation, c'eſt condamner la coûtume ordinaire des Médecins, qui trouvant chez les Grands quelque enfant attaqué d'une petite Vérole bénigne, conſeillent de faire coucher les autres enfans dans la même chambre, ou bien dans le même lit que le malade, pour leur procurer une petite Vérole de la même eſpece. Ceci eſt une eſpece d'inoculation, puiſque les autres enfans gagnent la maladie.*

PREMIERE REPONSE.

L'opinion des Médecins qui

prorsum erroneam esse : nam discretæ Variolæ generant confluentes ; confluentes discretas. Id quotidiana exempla demonstrant. Id etiam Defensores insitionis publicis testimoniis de insitivo pure notârunt. Idem magnus Boerhaave *de benigno pure insitivo observatum scribit in Præfatione, seu Dissertatione potius, ad morbos Aphrosidiacos :* « Robustis-
» simi agricolæ, inquit, sanissimo
» sanguini pus de papula Variolæ,
» particula vix conspicua, apice aci-
» culæ infigatur, quis Mortalium
» credat ! en febrim omnino singula-
» rem, sui semper genii tenacem,
» suo definitam tempore, propriis
» stipatam symptomatibus : mox
» erumpentes admiraris papulas cer-
» tæ formæ, naturæque, intra de-
» terminatum tempus in abscessus
» purulentos qui degenerant, quorum
» tanta sæpe glomeratur frequentia
» undique, ut omnis fere sanguis,
» efficacia mali, in malignum pus*

donnent de pareils avis eſt très-
erronée : car l'expérience journaliere nous apprend que la petite
Vérole diſcrete d'une perſonne,
produit une petite Vérole confluente dans une autre ; comme
l'air d'une petite Vérole confluente ne produit ſouvent ailleurs
que des diſcretes. L'inoculation
eſt une preuve convaincante de
ces deux vérités. Le grand *Boerhaave* dans ſa Préface aux *Maladies Vénériennes*, fait la même remarque par rapport au pus bénin
dont on ſe ſert pour l'inoculation
de la petite Vérole. « La moin-
» dre particule de pus variolique,
» dit-il, introduite avec la pointe
» d'une aiguille dans le ſang du plus
» fort payſan, occaſionne d'abord
» une fiévre particuliere, qui ne
» change jamais de caractere, fi-
» nit dans un tems limité, & eſt
» toujours accompagnée de ſym-
» ptomes qui lui ſont propres &

» *converſus ſit* , totumque aliquan-
» do corpus peſſumdet ; *atque mi-*
» *nima rurſum particula virus idem*
» *gerat , ſanumque corpus valeat in-*
» *ficere ſimillimo contagio* ». Sed de
magno hoc *Viro* mox adhuc quædam.

RESPONSIO SECUNDA.

Sententiam erroneam non modò ,
verùm etiam illicitam eſſe , eamque
qui ſequantur Medicos graviter re-
prehendendos ; iiſdem prorſum de
cauſis , ob quas inſitio condemnatur.
Ubi enim poſſibile eſt , ſeparationi ſa-
norum ab infectis eſt ſemper ſtuden-
dum.

» particuliers.

» particuliers. On voit fortir bien-
» tôt de petits boutons d'une cer-
» taine forme & nature, qui dégé-
» nerent dans un tems limité en
» abfcès purulens, fi près quelque-
» fois les uns de autres, que pref-
» que tout le fang eft changé par
» la force du venin à un pus malin,
» *qui détruit quelquefois tout le corps.*
» Enfuite la moindre particule de
» ce virus produit les mêmes fym-
» ptomes dans un autre corps fain,
» l'infecte de même, & produit
» un pus à peu-près femblable ».
Je dirai encore quelque chofe de
ce grand homme.

SECONDE REPONSE.

Je dis que l'opinion de ces Médecins eft non-feulement erronée ;
mais encore illicite, très-répré-
henfible, & auffi condamnable
que l'inoculation. Car on doit toujours féparer, autant que faire fe
peut, les perfonnes faines d'avec
celles qui font infectées. *Il n'y a*

Fas sit hâc occasione monuisse, quòd incomparabilis Boerhaave*, inter insitivæ methodi promotores, à multis perperam recenseatur.*

Verum quidem est eum in Aph. scripsisse : Prophylaxis insitiva videtur satis certa tutaque. *At non adeo firma hæc ipsi sententia in animo inhæsit, quin multoties vacillaverit. Id patet laudatâ mox Præfatione, quam scripsit ad finem anni* 1727, *pluribus ergo annis, postquam illam sententiam suis inseruerat Aphorismis.*

Adeo verum hoc, ut triennio ante fata, me præsente, testaretur, se malle homines naturaliter, quàm

que l'envie de multiplier les hono-
raires qui puisse dicter une autre
conduite.

Qu'il me soit permis de faire
voir ici qu'on a eu tort de compter
l'incomparable Boerhaave, dans
le nombre des partisans & défenseurs de l'inoculation.

Il est vrai qu'il a marqué dans
son livre d'Aphorismes, que *la
méthode prophylactique, par le
moyen de l'inoculation, paroissoit
assez sûre & sans danger.* Mais il
n'étoit pas assez affermi dans ce
sentiment, pour ne pas changer
souvent, comme on le voit dans
sa Préface dont j'ai déja fait mention ; Préface qu'il a écrite à la
fin de mil sept cens vingt-sept,
plusieurs années après avoir inséré
dans ses Aphorismes, ce que je
viens de citer dans cette Section.

Cela est si vrai que, trois ans
avant sa mort, il a assûré, en ma
présence, qu'il préféroit la petite

insitione, affici. En propria verba quæ ex ore hujus Medicinæ Oraculi exscripsi : « *Si puer conversetur, &*
» *condormiat cum puero bonas va-*
» *riolas habente, ille non habens*
» *contagii suspicionem, tunc adhuc*
» *tutiùs per deglutitionem ordina-*
» *riam miasmatis, quàm per insitio-*
» *nem, habebit, & æque bonis*
» *variolis laborabit. Quærunt à me an*
» *debeat insertio fieri ? Dico tantùm,*
» *quòd cum illo infecto conversari*
» *debeat : nam plerumque afficietur ;*
» *si non semper, neque insitione factâ*
» *omnes laborant eo morbo. Hinc*
» *canon in numerosis familiis, ut,*
» *si unus puer laboret, omnes alii,*
» *qui nondum variolis laboravêre,*
» *cum illo puero includantur* ».

Vérole naturelle à celle qu'on donne par inoculation. Voici les propres paroles de cet oracle de la Médecine : « Si un enfant tient
» compagnie à un autre enfant qui
» a une petite Vérole bénigne, &
» couche avec lui, comme il n'au-
» ra aucun soupçon de cette ma-
» ladie, il la contractera avec moins
» de danger en avalant quelques
» myasmes, que par la méthode
» de l'inoculation. Cette petite
» Vérole sera aussi bonne & aussi
» bénigne que celle du malade de
» qui il l'a prise. On me demande
» si l'on doit faire inoculer cet
» enfant ? Je dis seulement qu'on
» doit lui faire tenir compagnie
» à un autre enfant qui a une petite
» Vérole bénigne, car ordinaire-
» ment les enfans la prennent par
» cette méthode. Il est vrai que
» cela n'arrive pas toujours ; mais
» aussi tous ceux qu'on inocule,
» ne contractent pas la petite Vé-

*Sane qui semper & unicè ex iis,
quæ in* Institutionibus *&* Aphorismis *typis impressa leguntur, conclu-
dere velint quæ mens* Boerhaavio
*fuerit, nae toto errant cœlo. Mu-
tavit enim sententiam sæpè, eamque
mutatam nobiscum communicabat:*
Typographis nihilominus eodem semper modo deficientes hos libros recu-
dentibus. Numquam ibi legitis mutatam de duplicaturâ peritonæi sententiam : hanc tamen duplicaturam ex*
Swammerdammio, Ruyschio, Dou-
glasio, *negabat in* Collegiis *: negabat in* Præfatione *ad* Swammer-
dammii Biblia Naturæ. *Si quis
crederet se mentem magni Viri bene
capere ex cap.* de Morbis Gravida-
rum, *de* Partu difficili, *de* Puerpe-

» role. De-là vient la regle des
» grandes Maisons, où il y a beau-
» coup d'enfans, de renfermer
» avec celui qui a la petite Vérole,
» tous ceux qui ne l'ont pas encore
» eue ».

Il est très-certain que tous ceux qui jugent des sentimens de *Boerhaave*, par ce qu'ils trouvent imprimé dans ses *Aphorismes & dans ses Instituts*, se trompent souvent. *Boerhaave* a souvent changé de sentiment, & nous a toujours communiqué ces changemens.

Ces changemens-là n'ont jamais paru dans ses livres, parceque les Imprimeurs toujours pressés, & n'en ayant pas souvent assez d'imprimés pour fournir à ceux qui en demandoient, ne se donnoient jamais la peine de corriger dans les nouvelles éditions ce que l'Auteur avoit changé. Par exemple, on n'y trouvera pas le changement qu'il a fait dans sa description du

rio, *de* Lue Vereâ, *ille immen-*
fum erraret ; quum in Collegiis pla-
ne diverfa Difcipulos erudiret.

Fuêre anni cùm textum fuum de
infitione ne ullo quidem verbo com-
mentatus effe vifus fit, ut conclu-
dere datur ex Spuriis Comment.
an. 1731. Lond. apud Knebel &
Knapton, editis.

Interim, ex refponfo ad hanc

Péritoine. Il y donne une duplicature, qu'il rejettoit dans ſes leçons publiques, à l'exemple de *Swammerdam*, *Ruyſch* & *Douglaſs*. Il en a auſſi nié l'exiſtence dans ſa Préface à *Swammerdam ſur les livres de la nature*. Si on croit ſçavoir le ſentiment de *Boerhaave ſur les maladies* des *Femmes groſſes*, des *Couches difficiles*, des *Femmes en couche*, & de *la maladie Vénérienne*; par ce qu'il a dit dans ſes livres imprimés de ces différentes maladies, on ſe trompera infiniment : car il nous enſeignoit des choſes toutes différentes dans ſes leçons.

Il y a eu des années où il paroît n'avoir rien ajoûté à ſon texte ſur l'affaire de l'inoculation, comme on peut le voir *dans les faux Commentaires qu'on en a imprimés à Londres, en mil ſept cens trente-un chez Knebie & Knapton*.

On a vû par la réponſe que j'ai

ipsam quæstionem paulò antè dato,
patuit me Boerhaavi consilium, de
consuescendo cum puero infecto, minimè adoptare. Attuli id duntaxat,
quo mens ejus circa institivam methodum patesceret.

Ex omnibus hucusque dictis evi-
denter patet, neque directè, neque
indirectè, unquam ad gravem hanc
primam quæstionem à defensoribus
inoculationis responsum esse ; id verò
demum ut faciant, ne ultra utilissi-
ma eorum methodus procrastinetur,
necessariò requiri.

faite à cette seconde question, que je n'adopte pas l'avis de *Boerhaave* sur la méthode de faire coucher ou demeurer les enfans sains avec ceux qui sont infectés de la petite Vérole. Cela est vrai, & je n'ai parlé ici du sentiment de cet Auteur, que pour faire voir qu'il n'étoit pas un défenseur de l'inoculation.

Il paroît évidemment, par tout ce que je viens de dire, que les partisans de cette méthode n'ont jamais fait encore de réponse directe à cette premiere question, & qu'il est absolument nécessaire qu'ils le fassent une bonne fois, pour empêcher que leur méthode, qu'ils disent être si utile, ne soit négligée ou totalement rejettée.

SECTIO SECUNDA.

Utrùm insitiva Methodus plures, quàm via naturalis, in vitâ servatura sit ?

Hoc, *ceu demonstratum, ponitur. Quippe* ex naturalibus variolis septimus moritur, ab inoculatis vix millesimus. Ergo differentia est ut 1 ad 143. Itaque si ex primis 3000 moriantur, ex ultimis modò morientur 23 aut 24.

Respondeo iniquam omninò videri, quam inter mortuos utriusque classis comparationem instituant.

SECONDE SECTION.

Si on peut sauver plus de monde par l'Inoculation, que par la méthode ordinaire & naturelle ?

LES Inoculateurs regardent cette question comme démontrée en leur faveur : *Dans la petite Vérole naturelle*, disent-ils, *on perd un de sept ; dans l'inoculation à peine peut-on dire qu'on perde un sur mille. Donc la différence est comme d'un à cent quarante-trois ; de façon que lorsqu'on perdra trois mille dans la voie naturelle, on ne perdra que vingt-trois ou vingt-quatre dans la voie de l'insertion.*

Je dis que la comparaison qu'on fait entre les pertes de ces deux classes est fausse.

Variolis epidemicis, nunc benignioribus, nunc malignioribus, Hagæ Batavorum graffantibus, carus ejus incolis, magnum ægrorum numerum femper curandum habui. Feliciffimæ meæ fub Divinâ clementiâ curæ, in variis epidemiis, nemo mihi laudes auferet, nemo eripiet honorem. Meminerunt plures nobiles ibidem Matronæ, dum Viennam abiturus ultimum vale dicerem, fe lacrymabundas declaraffe, quàm exoptaffent, ut, antequam abiiffem, univerfa proles variolis laboraffet! Praxi oneratus omnium adornare hiftoriam non potui; 220 tamen hiftoriam exactè adornavi, ex quo nempe ingenium ad hunc morbum curandum deditâ operâ adplicui. Horum 220 hominum unicus duntaxat periit.

J'ai eu à la Haye, pendant le séjour que j'y ai fait, un grand nombre de malades à soigner, dans différentes épidémies varioliques, quelquefois bénignes, & quelquefois très - malignes. Les habitans de ce lieu m'ont toujours fait la grace de m'estimer, & je défie qu'on puisse me disputer les succès dont *Dieu* a bien voulu récompenser mes soins & mes travaux dans plusieurs de ces épidémies, non plus que les marques d'honneur dont on m'y a comblé. J'en atteste les Dames les plus qualifiées du pays, qui ont honoré mon départ de leurs larmes, & témoigné publiquement, qu'elles auroient souhaité que toute la jeunesse du pays eût eu la petite Vérole avant que je m'éloignasse. Comme j'étois toujours chargé de beaucoup de malades, il m'a été impossible de finir l'histoire de tous ceux que j'y ai

Unicum dico ; quamvis quinque
periiſſe notaverim. Sed ſimul nota-
tum invenio , quòd horum quinque
primus omnem omnino potum reſpue-
bat ; quod ad alterum re pene con-
clamatâ advocabar ; à tertio venæ-
ſectionem nullâ ratione impetrare po-
teram ; quartus ſpirituum vinique
abuſu fermè exuſtus erat ; quintus
modò ſecundùm omnes artis regulas
tractatus, & moriger ; perierat.

Condonabitur mihi quàtuor horum,
ex quinque mortuis, exemtio : ſi-
quidem & hos eximi jure meritò
vûs

vûs attaqués de la petite Vérole.
J'ai cependant eu le tems d'ache-
ver celle de deux cens vingt, &
cela depuis que je me suis consa-
cré tout entier au traitement de
cette maladie. De ces deux cens
vingt je n'ai perdu qu'un seul sujet.
Je dis un seul, quoique j'avoue
qu'il en est mort cinq. Mais il faut
remarquer que le premier de ces
cinq n'a jamais voulu rien boire ;
que le second étoit dans un état
déplorable quand on m'a appellé ;
que le troisieme n'a jamais voulu
consentir à se laisser saigner, &
que le quatrieme étoit presque
brûlé, ou avoit la masse du sang
presque desséchée à force d'avoir
pri des liqueurs ; le cinquieme a
été traité selon toutes les regles
de l'art, & malgré sa grande dou-
ceur & sa docilité il périt.

Je ne crois pas qu'il y ait de
Médecin qui puisse me reprocher
ces quatre pertes, ou qui s'avise

oportere perspicuè quisque videat, &
magni Viri ex suis inoculatis mortuis
plures adhuc scrupulosius eximere
soleant.

Vidi pariter paucissimos admo-
dum à variolis in Hollandiâ mori,
curâ ejusmodi Medicorum, qui, ut
in cæteris, ita & in hoc morbo, opti-
mâ methodo uterentur. Idem observo
Viennæ, vicinisque in urbibus, sub
bonorum Medicorum curâ. Idem de
se, aliisque, testatur clariss. **Lœ-**
berus, tract. in-8°. Jenæ 1730.

Ægrè ergo nemo ferat, quòd
comparationem naturales inter, in-
sitivasque variolas, quam multi in-

d'en attribuer la mort à la feule petite Vérole ; il y a de grands Hommes parmi les Inoculateurs, qui rayent du nombre des morts de la petite Vérole artificielle un nombre plus confidérable, avec beaucoup moins de raifon.

Je ne fuis pas le feul Médecin qui ait eu beaucoup de fuccès dans le traitement de la petite Vérole, auffi bien que dans celui d'autres maladies en Hollande. Ce bonheur eft entiérement dû à leur fcience & à la méthode particuliere qu'ils obfervent. Je vois encore la même chofe à Vienne, & dans les villes voifines où il y a d'excellens Médecins. *Lœberus* en dit autant de lui-même, auffi bien que d'autres Praticiers, dans fon Traité *in-octavo, imprimé à Jene en mil fept cens trente.*

J'ai tant vû de petites Véroles, & une longue expérience me les a fait fi bien connoître, que je ne

fitionis patroni , pofuerint, non admittam. Plura profecto vidi, evidentiora expertus fum, quàm eandem ut admitterem.

Quare, fi his autoribus relictis, eos adeamus , qui centefimum , ducentefimum , trecentefimum ab infitione obiiffe enarrent , notabilis non fupererit , mortuorum utriufque claffis , differentia. Si id ita fe habeat , bellum hodiernum de infitione incaffum geritur. Sed reliqua argumenta excutiamus.

Cura infitiva facillima eft ; cura naturalium difficultatibus fcatet : inde neceffariò mortuorum numerus in his , quàm illis , major.

ſçaurois paſſer la proportion qu'on établit entre les pertes de la naturelle & de l'accidentelle bien caractériſées.

Je prie donc mes lecteurs de ne pas trouver mauvais, ſi je ne m'y rends pas. M. Jurin croyoit avoir beaucoup fait quand il n'en perdoit qu'un ſur cent, on pourroit même paſſer un ſur deux cens ou trois cens ; dans ce cas-là la différence ne ſera pas fort grande, & cela ſuppoſé tout le bruit que l'on fait aujourd'hui en faveur de l'inoculation eſt de très-peu de conſéquence & fort-inutile. Voyons cependant les autres raiſons qu'apportent ſes partiſans.

Il eſt très-facile de traiter une petite Vérole artificielle, au lieu qu'il eſt très-difficile de bien traiter la naturelle. On doit donc perdre beaucoup plus de monde dans la derniere eſpece, que dans la premiere.

RESPONSIO PRIMA.

Si curæ insitivæ non probetur licentia, frustra ejus facilitatem laudari.

RESPONSIO SECUNDA.

Comparationem hanc iterum nimiâ fieri exaggeratione. Nam utræque sæpè faciles ; neutra magnis sæpè difficultatibus caret. Quòd variolæ naturales facillimè tolerentur, ægrique vix ægrotent, vix lectis inhærere cogantur, vix jacturam patiantur venustatis ; multoties vidi, vidêre Medici omnes. Quòd malè admodum, & periculosè ab iisdem ægri decumbant, haud rarò dolui : sed simul vidi optimos viros idem de insitivis publicè fateri.

PREMIERE REPONSE.

Si l'on ne prouve pas que l'infertion foit licite, il eſt inutile de la vanter comme une méthode facile.

SECONDE REPONSE.

Les Inoculateurs exagerent trop dans les comparaiſons qu'ils font de ces deux eſpeces de petite Vérole. Car l'une & l'autre font fouvent faciles à traiter & à guérir ; d'autres fois elles font tant l'une que l'autre très-difficiles à furmonter. J'ai fouvent vû, & nombre d'autres Médecins l'ont vû comme moi, que la petite Vérole naturelle ne cauſe pas la moindre incommodité, qu'à peine en fouffret-on, que les malades ne font jamais alités, & qu'on ne peut pas dire qu'elle ait fait aucun changement au viſage. Je ne diſconviens pas qu'elle ne foit quelquefois meurtriere, fouvent dangereuſe & effroyable; mais l'artifi-

Differentiam majorem arguit pus semper benignius adhibitum in inoculando.

Corporum diversa dispositio majorem differentiam facere videtur, quàm puris benignitas. Nec desunt inter insitionis patronos, qui idem in insitivis animadverterint. Constititque idem ex Boerhavii *allato textu, Sectione primâ. Observatio quotidiana id in naturali contagio docet. Eodem contagioso tempore, eodem in cubiculo, primus fortè infans, & paucas habet, & faciles variolas; alter haud quidem numerosas, sed molestissimas; tertius multas, levesque; quartus fere lethales: & iterum in alia familia vicibus omni modo permutatis.*

cielle

cielle l'eſt de même. Je connois des gens reſpectables qui en ont été témoins & me l'ont avoué.

On dira que cela ne peut pas être, puiſqu'on a ſoin de ne ſe ſervir pour l'inoculation que d'un pus variolique bénin (a).

C'eſt plutôt la différente diſpoſition du corps, que la bonté du pus variolique qu'on employe, qui fait toute la différence de la petite Vérole artificielle. Nombre d'Inoculateurs, & aujourd'huï preſque tous ſont de ce ſentiment-là. Ils employent indifféremment toute eſpece de pus variolique pour leur opération, ſans avoir égard à l'eſpece de petite Vérole dont ils l'empruntent, fût-ce une petite Vérole pourprée ou gangréneuſe. Combien de fois ne l'ont-

____

(a) Tous les Inoculateurs avouent aujour-d'huï qu'ils ſe ſervent également du pus de petites Véroles confluentes, que de celui des diſcretes, & même des croutes qui tombent des inciſions, faute de pus.

Dd

Verùm præparantur corpora ad inſitivas , & non ad naturales. Præparati proinde mitiùs habebunt, Minus proinde morti expoſiti erunt.

ils pas tiré de personnes mortes de cette maladie? *Boerhaave* semble penser de même, suivant ce que j'en ai rapporté dans ma premiere Section. On observe que la même chose arrive dans la petite Vérole naturelle. Car dans la même chambre, on voit que le premier enfant qui en est attaqué, aura très-peu de pustules, & que sa maladie sera très-facile à traiter; le second en aura beaucoup & souffrira infiniment; le troisieme en aura aussi beaucoup & ne souffrira que très-peu; le quatrieme en aura de très-mauvaises & en mourra : & dans une autre maison on verra tout le contraire.

Mais on dira encore qu'on *pré-pare les sujets qu'on veut inoculer, & qu'on ne peut pas préparer ceux à qui la petite Vérole arrive acciden-tellement. Et que par conséquent on doit être moins exposé dans la petite*

D d ij

Non diffiteor quin intersit , utrùm Socrates *afficiatur variolis , an* Epicuri *de grege porcus ; differentiam tamen minorem eâ, quæ vulgò ponitur , pono.* Patuit id publicis *scriptis ab insitionis aut patronis , aut saltem sic creditis , editis. Et quàm parùm sæpius ad futuras naturales Variolas vel optimæ præparationes conferant , agnovêre* Eruditi Edimburgenses, Act. Ed. part. 3. Sect. 2.

« *Quamvis , inquiunt , venæse-*
» *Etio in principio variolarum pluri-*
» *bus in casibus manifestò levaret ,*
» *discerni tamen non poterat , an*
» *venæsectio , sive ea institueretur*
» *ante febrem variolosam, sive post*
» *manifesta ejusdem symptomata ,*
» *quidquam prodesset ad variolarum*
» *tùm naturam determinandam ,*
» *tùm frequentiam. Pluribus enim*
» *illorum , quos venæsectio purga-*
» *tio , fonticuli , tenuisque ac refri-*

Vérole artificielle que dans l'acci-
dentelle.

J'avoue qu'un *Socrate* aura meilleur marché de la petite Vérole,
qu'un *Epicure.* Cependant la différence ne fera pas fi grande, qu'on
la croit ordinairement. Les Inoculateurs ont fouvent confirmé
cette vérité dans leurs écrits. La
même chofe a été bien détaillée
dans la troifieme Partie des Tran-
factions d'Edimbourg, Section fe-
conde:

« Quoique la faignée, y dit-on,
» ait, fans contredit, fait du bien
» dans les commencemens de la
» petite Vérole, on n'a jamais pu
» difcerner au vrai fi elle a changé
» la nature de la maladie, ou di-
» minué le nombre des puftules,
» foit qu'on l'ait faite avant la fié-
» vre varioleufe, ou après que les
» fymptomes caractériftiques du
» mal ont paru. Car plufieurs de
» ceux qu'on avoit bien préparés

Dd iij

» gerans diæta, bellissimè præparave-
» rant, confluentes, malignæque ad-
» modum variolæ, contingebant.
» Aliis verò, eadem planè methodo
» tractatis, ut & ingenti numero eo-
» rum, quos ars minimè præpara-
» verat, benignæ obtigêre. Non-
» nulli qui, Mercurio curati, notà-
» bili adhuc tempore æthyope mine-
» rali utebantur, confluentibus pe-
» tebantur, & peribant ».

Igitur fallunt sæpè vel optimæ
præparationes, plurimis non præ-
paratis morbus levissimus est. Non est
ergo hæc quæ convincat regula;
Pergamus ad alia.

» par la saignée, la purgation,
» les cautères & une diète rafraî-
» chiffante, ont eu une petite Vé-
» role confluente & maligne; au-
» lieu que d'autres qu'on avoit pré-
» parés de la même façon, auffi
» bien qu'un nombre infini de fu-
» jets qui n'avoient pas été du tout
» préparés, ont eu une petite Vé-
» role bénigne. On en a vû qui,
» après avoir été traités long-tems
» avec le Mercure & l'æthyops
» minéral, ont eu la confluente,
» & en font morts ».

Par conséquent les meilleures préparations font fouvent inutiles; fouvent au contraire la petite Vérole eft très-bénigne où on n'a fait aucune préparation. Par conséquent cette derniere regle, ou tout ce qu'on peut dire en faveur de l'Inoculation, par rapport à la préparation, ne prouve rien. Paffons à d'autres argumens des Inoculateurs.

D d iv

Qui artem Medicam ritè cal-
leant Medici, funt rariores; bo-
naque proinde eorum methodus
fervabit paucos. In pagis remotis,
in locis abditis, in quibus aut re-
periundus Medicus non eft, aut
fuper variolis confuli non folitus,
fummum erit femper à naturalibus periculum. Imò multi Medicis
utuntur quidem, at non obediunt;
quamobrem toties bonus Syden-
ham ægros fuos immorigeros vel
periclitatos, vel mortuos, lamen-
tabatur. Augefcit femper hinc periculum in variolis naturalibus.

Inducta infitiva methodus his
omnibus mederetur. Ut enim Lon-
dini, & alibi, laudabiliter inftitu-
tum, ita ubique, hunc in finem,
confecrari Nofocomia poffent, in
quibus infitio *gratis* adminiftrare-

Les bons & sçavans Médecins sont assez rares, & ne peuvent être utiles qu'à peu de monde. Dans plusieurs villages & autres lieux, ou il n'y en a point, ou s'il y en a, ils sont peu accoûtumés à voir de petites Véroles. Par conséquent on y risque beaucoup, lorsqu'on a le malheur d'y avoir la petite Vérole naturelle. Dans les villes où on a des Médecins à choisir, on est souvent indocile. Syndenham se plaint amérement de cet inconvénient, & dit que les malades de cette espece pour lesquels il a été appellé, ou sont tous morts, ou ont essuyé des petites Véroles très-dangereuses. Toutes ces considérations devroient rendre l'inoculation recommandable.

Elle remédie à tous ces inconvéniens, & on pourroit établir par-tout des Hôpitaux à l'instar de celui de Londres, où l'on inoculeroit tout le monde gratis. De maniére qu'on y pourroit traiter quelques centaines

tur. Ita in omni regione, singulo
mense, aliquot centeni curari pos-
sent facilè : nam requireretur ibidem modo unus, rerum gnarus, Medicus director, cujus nutui cæteri
Medici & Chirurgi parere tene-
rentur. Opus porro hoc inoculandi elapsis aliquot annis ita decre-
sceret, ut deinceps pauci semper
inoculandi superessent.

Dignum attentione argumentum !
sed dico 1° quod jam sæpius, si ope-
ratio illicita est, argumentum, ut spe-
ciosum, sponte ruit.

Dico 2°. Erit perpetuò numerus
eorum ingens, qui se, suosque, obla-
tæ gratis inoculationi submittere re-
cusent. Capientque Nosocomia infi-
mam modò plebem. Melioris verò

de sujets tous les mois. Il ne faudroit dans ces Hôpitaux qu'un Médecin, qui fût parfaitement stilé au traitement de cette espece de petite Vérole, & capable de pourvoir à tous les accidens qui pourroient y arriver : on lui donneroit la direction de la Maison, & il seroit à la tête de tous les autres Médecins & Chirurgiens dont on y auroit besoin. De cette façon tout le monde auroit dans quelques années essuyé la petite Vérole, & le nombre de personnes à inoculer diminueroit tous les jours.

Quel raisonnement ! Je le repéte encore, si l'opération est en elle-même illicite ; ce nouveau raisonnement ne mérite pas plus d'attention que tout ce qu'on a dit jusqu'à présent pour la faire valoir.

Outre cela, il y aura toujours beaucoup de personnes, qui ne voudront pas s'exposer à cette opération, ni permettre que leurs enfans ou leurs parens en courent

fortis homines, boni Cives, Nobiles,
qui suis in ædibus inoculantur, periculo expositi erunt in malos Medicos incidendi, vel erunt bonis suis
Medicis immorigeri: ut etiam hisce
de causis infelicis institionis effectibus
subjaceant.

Sed dico 3°. Si hoc consilium ita laudandum est, destinentur publicâ autoritate eadem Nosocomia in quavis
regione, ut inibi, quovis epidemico
tempore, naturales Variolæ gratis
curentur, cum venia accedendi, ad
levissimam suscepti contagii suspicionem. Ita omnes iis de locis, qui Medicis, saltem eruditis, careant, com-

les risques ; de façon qu'on ne verra dans les Hôpitaux , que des misérables , ou la lie du peuple. Pour les personnes qui sont à leur aise, les bons Bourgeois & la Noblesse, ils préféreront toujours leur maison à un Hôpital ; mais ils seront encore exposés chez eux à tomber entre les mains de quelque Médecin ignorant ; ou , s'ils ont le bonheur de trouver un habile homme , ils ne voudront pas suivre ses avis : de sorte qu'ils risqueront d'éprouver les mauvais effets que produit quelquefois l'inoculation.

Mais si au lieu d'établir des Hôpitaux pour l'inoculation , on en établissoit par-tout pour la petite Vérole naturelle , & qu'il fût permis à toute personne de s'y présenter , sur le moindre soupçon d'infection, sur-tout dans le tems d'épidémie variolique , il en résulteroit de grands avantages. Les

*modè curabuntur : quandoquidem
unus saltem intelligens rerum Medicus ibi aderit, cujus imperio cæteri
Medici pareant. Sic etiam his in-
commodis provisum erit in Variolis
naturalibus, citra ullam necessitatem
insitionem ideo præferendi.*

*Sed ultrà progrediendum. Si res
ita se, ut dixi, habet, legitima suspicio subit animum, num vigente*

pauvres feroient toujours bien traités, on en perdroit beaucoup
moins dans ces épidémies varioleufes : ceux qui étant à leur aife
voudroient effuyer cette maladie
chez eux, feroient en état de fe
procurer les meilleurs avis, & s'ils
ajoûtoient à cela de la tempérance
dans les repas & dans les plaifirs
de la vie, & de la docilité dans
leurs maladies, leurs petites Véroles feroient auffi faciles à traiter
que celles des pauvres ; on en fau-
veroit des uns & des autres, autant
que M. Lœbnerus & moi en avons
fauvé, peut-être beaucoup plus,
l'inoculation deviendroit inutile ;
& cette guerre Médicinale finiroit
& on préviendroit à coup fûr le
ravage des Etats, que l'inoculation continuée doit caufer tôt ou
tard (a).

Car je ne doute pas qu'il ne

(a) Voyez page 81, 82, & feqq. & la Differtation de M. Cantwell, page 19.

inoculatione plures à Variolis non moriantur, quàm eâdem repudiatâ?

Contagium enim majus, minusve, æque ab insitivis habetur, quàm à naturalibus. Quamvis enim nonnulli autores certâ de causâ insitivarum contagium minuunt, tamen ipsi aliam ob rationem idem, ut & cæteri passim omnes, admittunt; patheticèque, jure merito, aliquando describunt.

Igitur si in urbe, in quâ nullæ variolæ, quis insitionem sibi fieri curet, poterit urbem hanc contagione inficere.

périsse

périsse plus de monde de la petite Vérole dans les saisons d'inoculation, qu'il n'en périroit si cette opération étoit défendue (a).

Et quoique quelques fauteurs de cette nouvelle méthode, assurent que la contagion de la petite Vérole artificielle est très-peu de chose, cependant ils sont quelquefois obligés d'avouer qu'elle n'est pas moindre que celle de la petite Vérole naturelle. Le plus grand nombre des Inoculateurs sont de ce sentiment, & ont donné quelques descriptions pathétiques de ce venin. Il est hors de doute que l'inoculation doit augmenter plus ou moins l'infection générale.

Par conséquent une seule inoculation dans une ville, où il n'y a point de petites Véroles, peut

(a) Voyez la même Dissertation, page 19 & 20, & les faits concluans contre l'inoculation, pag. 208.

E e

Sed , *inquiunt* , faciat hoc in urbe, in quâ nunc variolæ jam graſſantur. Fiet ita , ut qui eâ in urbe hoc morbo deinceps affliguntur, potiùs à contagio naturali affligantur, quàm ab inoculato.

Non attendunt hi viri ad id, quòd aliâ occaſione toties inculcant: inſitivas nimirum tunc periculoſas eſſe , quando vel ante inſitionem, vel poſt eandem , contagium epidemicum acceſſerit. Velint-ne hoc conſilio ut homo infelicis inoculationis periculo ſe ſponte exponat ?

infecter la plus considérable partie des citoyens (a).

Mais, disent les Inoculateurs, qu'on ne fasse jamais d'inoculation, que lorsqu'on voit que la petite Vérole est épidémique. Alors on n'aura pas lieu de craindre la contagion de la petite Vérole artificielle ; les petites Véroles qui naîtront pendant toute l'épidémie supposée, seront plutôt l'effet de l'infection de la petite Vérole naturelle, que de l'artificielle.

Mais ces Messieurs n'y pensent pas. Cet avis est diamétralement opposé à leurs propres principes : puisqu'ils assurent tous que l'inoculation est très-dangereuse, si les Inoculés ont eu le malheur de recevoir la moindre atteinte de la contagion épidémique, soit avant soit après l'opération. Or cet avis

(b) C'est le cas de Cork en Irlande, de Boston dans la Nouvelle Angleterre, de York, de Manchester & de plusieurs autres Villes du même Royaume. Voyez les faits concluans contre cette pratique.

E e ij

Hinc excogitavêre aliud consilium. Inoculandus, *inquiunt*, ædes seligat, in quibus incolæ nulli, nisi Variolas passi. Nemini existet tunc causa contagii.

RESPONSIO PRIMA.

Nemo certitudinem absolutam habet se variolas iteratò non habiturum; ut patebit Sect. IV.

RESPONSIO SECUNDA.

Oportet ad ægrum accedant, Medicus, Chirurgus, Pharmacopæus, Confessarius, Necessarii, Custodes: qui suscepto vestibus contagio urbem inquinent.

conduit à les y expofer toujours, & par conféquent à fubir une petite Vérole dangereufe.

Auffi en ont-ils bientôt fenti le faux, & changé de langage. Voici donc l'avis qu'ils ont donné au lieu du précédent : *La perfonne qui veut fe faire inoculer doit fe loger dans une maifon, où il n'y aura perfonne qui n'ait déja eu la petite Vérole.*

PREMIERE REPONSE.

Mais perfonne ne peut fe promettre qu'il n'aura pas la petite Vérole, une feconde, même une troifieme & quatrieme fois.

SECONDE REPONSE.

L'Inoculé doit avoir fon Médecin, fon Chirurgien, fon Apothicaire, fes gardes & les autres perfonnes qui ont à faire avec lui. Or tous ceux-ci peuvent lui apporter une nouvelle contagion fans le fçavoir, par le moyen des habits dont ils font vêtus.

R ESPONSIO T ERTIA.

Centeni homines rerum agenda-
rum causâ toto illo tempore herum
ædium pro confuetudine accedent,
periculi ignari. Etiam qui fordida
corporis, lectique, linteamina la-
vant, omnes hi inevitabili contagio
obnoxii hærent.

R ESPONSIO Q UARTA.

Ejufmodi confilium, fi probare-
tur prodeffe quidquam, locum non
haberet nifi in paucis inoculandis;
impoffibile prorfum effet, ubi mul-
titudo hominum inoculanda foret, ut
fufficientes numero, ædes hujufmodi
inveniri poffent. Ergo & inutile
confilium, & inane.

Perftat ergo dicta mox propofitio ;

TROISIEME REPONSE.

Pendant tout le cours de cette maladie artificielle, il y aura nombre de perſonnes qui ſe rendront chez ce malade, ſoit pour apprendre des nouvelles de ſa ſanté, ſoit pour lui faire leur cour, ſoit pour des affaires particulieres. Ajoûtez-y les blanchiſſeuſes, les frotteurs, & autres perſonnes ſemblables. Eſt-ce que toutes ces perſonnes ne ſeront pas expoſées à l'infection, & ne pourront-elles pas la porter ailleurs, & en être elles-mêmes attaquées ?

QUATRIEME REPONSE.

Pour que cet avis puiſſe être de quelque utilité, il ne faudroit inoculer que très-peu de perſonnes à la fois. Car où trouver pour un nombre prodigieux de perſonnes, aſſez de maiſons pour les loger. Cet avis eſt par conſéquent inutile.

Il eſt donc évident que la conta-

quòd inoculatorum contagium aptum natum sit, multos alios suo ut adflet veneno.

Contagii propagatio utrùm fiat ab uno homine ad plurimos, an verò ab uno ad paucos, ab his paucis ad multos, à multis ad plurimos; nos latet: sed quâcumque demum ratione fiat, incredibiliter multiplicari se posse demonstrat. Differt tamen hæc contagii multiplicatio valdè in variis temporibus. Durat multiplicatio hæc, donec demum ejus veluti aculeus obtundatur & hebescat; morbusque ille epidemicus minuatur, & tandem cesset.

Quum vim contagii multiplicantem determinare nequeo, ponam pro exemplo decem homines in urbe quapiam inoculari, singulosque eorum afficere alios novem; ita ut jam si-

gion de la petite Vérole artificielle peut infecter des personnes
saines, aussi bien que celle de la
petite Vérole naturelle.

Nous ne pouvons pas déterminer la vraie marche de cette contagion, si un seul homme peut en
infecter plusieurs, ou bien si elle
ne s'étend qu'à un petit nombre
de monde, de ceux-ci à plusieurs
autres, & ainsi de suite par maniere de progression. L'expérience
nous apprend que l'infection est
tantôt plus, tantôt moins grande,
qu'elle differe selon la différence du
tems, & qu'elle multiplie toujours
jusqu'à ce que sa force commence
à baisser, & que l'épidémie cesse
entiérement.

Comme je ne sçaurois déterminer la force ou l'énergie de la
contagion varioleuse, je suppose-
rai, par exemple, qu'on inocule
dix hommes dans une ville, & que
chacun de ces dix en infecte neuf

F f

mul 100 adfint, qui variolis decumbant.

Quibus juſto major hic calculus
adparet, hi demant ei, quantum
ex ſuis obſervatis conſtare ſibi putent;
ſemper manebit vis argumenti: Qui
eundem juſto crediderent minorem,
addere modò illi velint, quod deeſſe
autument.

Si igitur à 10 inoculatis alii 90 afficiantur contagio, quid futurum
tunc, quando, quod quibuſdam in
voto fuit, in magno Regno intra 30
annos, millio hominum inoculata,
adeoque in vitâ ſervata fuiſſet, mo-
riente cæteroqui à naturalibus ſingu-
lo ſeptimo ?

autres ; de façon qu'il y ait à la fois cent malades de la petite Vérole.

Si quelqu'un trouve que je suppose trop de force à la contagion de la petite Vérole artificielle, il n'aura qu'à ôter du calcul ce qu'il jugera à propos, ou ce qu'il croira par expérience y être de trop. La force du raisonnement subsistera toujours en son entier. Ceux au contraire qui trouveront ce nombre posé trop petit de beaucoup, pourront y ajoûter ce qu'ils croiront y manquer.

Or si dix inoculés peuvent infecter quatre-vingt-dix personnes saines, qu'on juge combien de personnes on auroit perdues dans un grand Royaume dans l'espace de trente ans, si pendant ce tems déterminé, on y avoit inoculé un million d'hommes, puisqu'on y auroit perdu le septieme de tous ceux qui auroient pris la petite Vérole par contagion, je veux

Periissent eorum gratiâ 1285714 *homines. Nam si millio variolis insitivis spatio triginta annorum decubuit, novem milliones aliæ debuêre naturalibus laborare.*

Ergo millio, & plusquam quartâ millionis pars hominum, Inoculatorum gratiâ peribunt, si verum est, quod unanimiter fere Defensores inoculationis dicunt, à naturalibus septimum quemque perire. Septies enim 1285714 *faciunt* 9000000, *modò duo addideris totali. Nolo his mortuis eos addere, qui, in tanta inoculandi crebritate, sive incuriâ, sive inobedientiâ, perire possint.*

Quicumque verò, ut suprà jam monui, me in calculo ponendo excedere putet, videt saltem multùm propagari contagia; adeoque insiti-

dire sans inoculation.

Le nombre des morts de la petite Vérole naturelle auroit été dans ce cas d'un million deux cens quatre-vingt cinq mille sept cens quatorze. Car le million d'Inoculés auroit produit neuf millions de petites Véroles naturelles.

Par conséquent, si ce que les Défenseurs de l'inoculation disent est vrai; c'est-à-dire, s'il est vrai qu'on perde un sur sept dans la petite Vérole naturelle ; un million d'Inoculés doit couter à l'Etat un million vingt-cinq mille hommes & quelque chose de plus, sans compter les pertes qui se feront parmi les Inoculés, & que leur indocilité, le défaut de soin, ou autres accidens peuvent occasionner.

Que si on m'objecte que mon calcul est excessif; je répons que du moins il prouve que l'Inoculation doit nécessairement augmen-

*vam methodum horrendis laborare
sequelis, ad quas viri optimi, qui in
ejus laudibus adeo profusi sint, ne-
glectiùs attenderint.*

*Regeri equidem potest, quò ma-
gis increbrescat insitio, eò fore, qui
naturaliter afficiantur, numero mi-
nores: adeo quidem, ut demum vix
pauci, quos contagium afficiat, su-
perfuturi sint.*

RESPONSIO PRIMA.

*Saltem quo primo tempore fre-
quentissima fit insitio, eodem tempore
numerosissimi erunt, qui naturalibus
variolis possint affici.*

RESPONSIO SECUNDA.

Eri perpetuò non numeranda ho-

ter le nombre de petites Véroles naturelles, qu'elle a des suites affreuses, & que les Sçavans qui lui ont prodigué tant de louanges, n'y ont point fait assez d'attention dans le tems.

On pourra me dire que plus l'inoculation deviendra commune, moins il restera de monde qui puisse contracter cette maladie dans la voie naturelle ou par accident, & que dans quelques années il n'y aura que très-peu de monde qui puisse être infecté de cette maniére.

PREMIERE REPONSE.

Du moins au commencement de l'inoculation, & pendant les premieres années lorsqu'elle deviendra générale, il y aura infiniment de monde qui pourra contracter la petite Vérole accidentellement.

SECONDE REPONSE.

Il y aura toujours beaucoup de

*minum multitudo, quos metus quif-
quam ab infitione deterreat, quof-
que proinde crebra infitio naturalibus variolis afficere queat.*

*Si refpondeatur hos ultimos, quòd
remedio falutari reluctentur, fuum
fibi letum debere;*

*Dico tertiò. Infantum necdum
biennium innumerabilem turbam femper habebimus. Sin verò contra infitorum propria obfervata infitio in-
cipiat & biennio minoribus inftitui;
erit quidem, qui variolis naturalibus
affici queat, minor infantum numerus, at verò dubio procul infitio in-
fortunatior, mortifque feracior. Æta-
te majores innumeri nunquam non
aderunt. Hominum aut imbecillioris
valetudinis, aut Diatheseos fcorbu-
ticæ, phthificæ, arthriticæ, vene-
reæ, turba vix numeranda perpe-*

perſonnes qui auront quelque raiſon pour ne pas s'expoſer à cette
opération, & qui par conſéquent
pourront dans la ſuite être attaquées de la petite Vérole naturelle par le mauvais air des ino-
culations multipliées.

Si on me répond que ces per-
ſonnes-là, ne pourront s'en prendre qu'à elles-mêmes de leur malheur :

Je répons en troiſieme lieu qu'il
y aura toujours une foule d'enfans,
qui n'auront pas encore atteint l'â-
ge de deux ans. Que ſi on veut
que l'inoculation ſe faſſe à des
enfans au-deſſous de deux ans, ce
qui eſt contraire aux obſervations
& aux regles des Inoculateurs,
j'avoue qu'il y aura moins d'enfans
alors ſuſceptibles de la petite Vérole naturelle ; mais il eſt certain
que l'inoculation doit être moins
heureuſe chez ces enfans, & en
tuer un grand nombre. Il y aura

tuò aderit. His porro omnibus cùm insitio denegatur, milliones hominum jugiter aderunt, quos institivarum contagium naturalibus afficiat variolis.

Quin ultima hæc recensita debiliorum, aut acrimoniâ laborantium classis, judicatur veneno, etiam insitivo, perferendo ineptior, adeoque & insitio hanc ipsis ob causam denegatur: quanta-ne igitur horum futura strages, si eosdem naturales variolæ, quas adeo perniciosas censent, impetiverint!

cependant toujours un grand nombre de perſonnes âgées, qui ſeront
ſuſceptibles de cette maladie, des
valétudinaires, des ſcorbutiques,
des pulmoniques, des gouteux,
& des Vérolés, à qui tous les Inoculateurs refuſent le ſecours de
leur art. Or dans un grand Etat
il y a pour le moins un million de
cette eſpece de perſonnes. Il y
aura donc toujours beaucoup de
monde que la contagion de la petite Vérole artificielle pourra infecter.

Que ſi les défenſeurs de l'Inoculation ſont d'avis qu'on ne doit
jamais inoculer aucune perſonne
affectée des maladies que je viens
de nommer, ni même celles qui
ont quelque eſpece d'acrimonie
dans la maſſe de leurs humeurs,
parceque la petite Vérole a toujours fait trop de ravage chez de
tels ſujets, & leur eſt preſque
toujours funeſte; eſt-il facile de

Videant ergo Patroni inſitivæ me-
thodi quàm ex ſuis ipſorum princi-
piis hæc methodus noxia futura ſit
generi humano !

préparer ces personnes, de manière qu'on n'aura rien à craindre pour eux? Que de pertes ne doit-on pas faire, si par hasard elles se trouvent attaquées de la petite Vérole accidentelle?

Je laisse à présent à penser aux fauteurs de cette nouvelle méthode, si selon leurs propres principes l'inoculation ne doit pas être infiniment pernicieuse au genre humain.

SECTIO TERTIA.

An certò certiùs quivis pene homo Variolis, seriùs ocyùs afficiatur?

TŒDIOSUM *admodum quæstionis hujus, ut & sequentis, examen est. Indecorum quid in eo occurrit, quod nunquam inter honestos viros locum deberet habere.*

Vix citra indignationem percipitur, quo indigno modo, Viri in arte optimi, qui sapientiâ, pietate, candore, dum viverent, deliciæ Patriæ, ornamentaque Artis & columnæ erant, nunc sugillentur à Recentioribus; &, absque ulla hæsitatione, aut mendacii accusentur, errorisve, aut inscitiæ. Id porro hac in re sic se habet, ut patebit.

SECTION TROISIEME.

S'il est hors de doute que presque tous les hommes doivent avoir la petite Vérole tôt ou tard.

IL se présente dans l'examen de cette question & dans celui de la suivante, quelque chose de si indécent, & de si contraire à la probité, qu'on ne peut s'empêcher d'en être révolté.

Peut-on voir sans indignation traiter de la sorte de grands hommes, reconnus de tous leurs contemporains pour des exemples de sagesse, de piété & de candeur, les délices de leurs compatriotes, les ornemens & les colomnes de la Médecine; de voir, dis-je, ces hommes taxés, sans façon, aujourd'hui de mensonge, d'igno-

Priusquam de insitione in Europâ cogitatum, æquè conspicuæ, æquè apud quosvis in confesso erant notæ, quibus veræ Variolæ à spuriis distinguerentur, quàm hodie.

At verò antequam de insitione in Europâ cogitatum fuit, cum optimè cognitis his distinguendi notis, tam certum erat, quàm quod certissimum, complures homines sine variolis mori; plures iisdem bis, pluriesve affici.

Ergo hæc duo negantes Scriptores, vel mendacii arguunt innumeros, qui ante ipsos de variolis scripserint, quòd hæc duo strenuè docuerint; vel accusant incuriæ, quòd nempè veras utramque speciem discriminandi regulas cognoscentes, easdem ad datos sibi casus oscitanter adplicuerint.

rance,

rance, ou d'erreurs grossieres?

Avant qu'on ait pensé en Europe à cette nouvelle méthode, je veux dire à l'Inoculation, tout le monde étoit d'accord, autant qu'on l'est aujourd'hui, de la véritable différence qu'il y a entre la petite Vérole proprement dite, & la bâtarde ou petite Vérole fausse. Tous étoient convaincus que nombre de personnes avoient fini leurs jours sans avoir eu la petite Vérole, & que nombre d'autres l'avoient essuyée deux ou trois fois.

Par conséquent les Ecrivains modernes qui nient ces deux propositions, accusent une foule d'Auteurs anciens qui les ont enseignées & soutenues dans leurs écrits, de fausseté, ou de négligence : ou pour mieux dire, ils voudroient les faire passer pour des hommes qui ignoroient les marques distinctives & caracté-

Quo demum jure id Recentiores autument, nullus video. Est enim veterum Autorum hæc duo statuentium densum adeo agmen, ut si quis crassam satis Dissertatiunculam, quæ sola horum testimonia collecta referat, à me quæsiverit, me brevi daturum pollicear.

Hæc porro omnia negare velle, Autoresque illos aut turpis mendacii, aut oscitantiæ haud condonandæ insimulare; est omnem abjicere honestatem, omnem hominum fidem subvertere, omne Eruditorum delere

tiftiques de ces deux efpeces de petite Vérole, ou qui, s'ils con-noffoient les regles de difcerner ces fignes, fe conduifoient avec trop de négligence dans l'appli-cation.

Je ne vois cependant aucun titre fur lequel les Modernes puif-fent fonder leurs prétentions. Car le nombre d'anciens Auteurs, dans les écrits defquels on trouve ces deux propofitions tranfmifes à la poftérité & foutenues de fré-quentes obfervations, eft fi grand, qu'en les mettant enfemble, on feroit une differtation d'une éten-due confidérable que l'on pour-roit produire, s'il étoit néceffaire, en fort peu de tems.

Or nier tous ces témoignages, & foupçonner tous ces Auteurs d'un menfonge infâme, ou d'une négligence blâmable, c'eft leur refufer toute efpece de probité & de bonne foi, & détruire toute confortium. Quis, amabo! Obfervata fua publicæ lucis facere poftmodum aufit?

Verùm abfit omnes ita erga venerandam antiquitatem egerint! Infitorum Moderatiores fæpiùs faffi funt vigefimum quemque hominum variolis expertem mori. Cum his paulifper agendum eft. Si dederimus ipfis hoc, quòd plures fine variolis non moriantur, videant ipfi, quantus jam numerus eorum inter mortales exiftat!

Si Lutetia Parifiorum 800000 incolarum numeret, ut vulgò ftatuunt, erunt eâ in urbe femper 40000

liaiſon entre les Sçavans ; & ſi ce mal venoit à empirer dans la République des Lettres, ſe trouveroit-il quelqu'un qui oſât publier ſes Obſervations ?

Mais je ſuis bien éloigné de penſer que tous les Inoculateurs ſe ſoient ainſi rendus coupables envers les Anciens dignes de toute ſorte de reſpects. Les plus modeſtes d'entr'eux, ont ſouvent avoué que ſur vingt perſonnes, il y en avoit une qui mouroit ſans avoir eu la petite Vérole. C'eſt avec ces derniers que je veux entrer en diſcuſſion. Si nous leur accordons que le plus grand nombre ne meurt pas ſans avoir eu la petite Vérole, qu'ils ſe donnent la peine de voir eux-mêmes juſqu'où va ce nombre parmi les hommes.

S'il y a à Paris, comme on l'aſſure huit cens mille habitans, il y en aura toujours pour le moins

*homines, quos variolæ invadant
nunquam.*

*In provinciâ Hollandiæ millio-
nem numerant incolarum. Hollan-
dia ergo perpetuò habebit 50000 in-
colas ab hoc morbo sartos, tectos.*

*Amstælodamo dant millionis quar-
tam. Ergo ea urbs jugiter habebit
12500 cives, qui per omnem vitam
variolas ignorent. Si tota Gallia con-
tinet, ut volunt, 20 milliones hominum, erit assiduè millio hominum
nunquam variolis afficiundorum.*

*At plures fortè immunes manent.
Variolis grassantibus sedulò inqui-
sivi quinam ex familia, aut ex ne-
cessariis, vicinisve, qui inficiendas
brevi ædes frequentare solerent, necdum variolas passi essent. Obstupui
horum numerum, meamque admira-
tionem multis sæpe testatus sum.
Equidem supposui semper dari quos-*

quarante mille qui n'auront jamais la petite Vérole.

On compte un million d'ames dans la province d'Hollande ; il y aura donc toujours dans cette province cinquante mille personnes qui seront à l'abri de cette maladie.

On donne deux cens cinquante mille ames à Amsterdam ; par conséquent il y aura à Amsterdam douze mille cinq cens personnes qui n'essuyeront jamais la petite Vérole. Et s'il y a vingt millions d'habitans dans le Royaume de France, il y en aura un million que la petite Vérole épargnera.

Peut être y en a-t-il encore un plus grand nombre que cette maladie n'attaque jamais. J'ai coutume dans les épidémies varioleuses de m'informer, qui sont les personnes qui ont impunément fréquenté les maisons infectées de petite Vérole , soit parens, soit domestiques, soit voisins, & j'ai

dam, qui earum ultra non recorda-
rentur; verùm & relicta in plurimis
vestigia id docuissent, & multorum
parentes saltem meminissent. Sane
horum plures lapsu viginti anno-
rum mortuos novi sine variolis.

Ipsi inoculationis Defensores ne-
queunt, saltem ex suis ipsorum prin-
cipiis, amovere hanc legitimam sus-
picionem: an non plures insitione va-
riolas patiantur, quàm viâ naturali
passi essent. En cur id dicam.

toujours

toujours été surpris de trouver que
le nombre en fût plus grand que
je n'aurois cru, j'en ai souvent
témoigné ma surprise à plusieurs
personnes de ma connoissance. J'ai
toujours pensé que quelques-uns
ne se souvenoient pas d'avoir eu
la petite Vérole, de façon que j'en
examinois les visages, & voulois
sçavoir de leurs parens si ce qu'ils
me disoient étoit bien vrai. Mais
ceux-ci me confirmoient la chose à
ne me plus laisser aucun doute. J'en
ai ensuite vû mourir dans l'espace
d'une vingtaine d'années, nombre
d'autres qui n'avoient point eu
cette maladie.

Les Défenseurs de l'inoculation
ne peuvent pas, selon leurs propres
principes, contredire ce que je
viens d'avancer. Car ils sçavent,
qu'il y a bien des personnes qui
contractent la petite Vérole dans
la voie artificielle, qui ne l'auroient
jamais contractée dans la voie

Nobilis Aretinas, Fr. Rhedi, in Obſerv. de Viperis, *à Viperarum captore* Jacobo Sozzi, *unà cum totâ ſuâ Eruditorum, ineptè de viperis diſſerentium, turbâ deriſus, didicit, & experimentis deinceps evicit, venenùm viperæ, unà cum ſpuma ejus irritatæ oris, inculpate ab hominibus, pluribuſque animalibus, ad dragmas uſque ore imbibi; ſed ipſius hujus veneni vigeſimam guttulæ partem, hominis, tauri, equi, aut cujuſcumque animalis ſanguini, facto vulnuſculo, adplicatam, ſeriùs, ocyùs, paſſim tamen intra quadrihorium, certam inferre necem.*

naturelle. En voici la preuve.

Monfieur *Rhedi* nous apprend, *dans fes Obfervations fur la Vipere,* que *Jacques Sozzi*, marchand de viperes, après s'être long - tems diverti des écrits & des recherches de tous les Sçavans touchant le venin de cet infecte, lui avoit enfin appris, qu'on pouvoit impunément avaler, ou faire avaler à plufieurs efpeces d'animaux, quelques gros de ce venin, avec l'écume qui fort de la gueule de la vipere quand on l'a mife en colere. Le même Auteur nous affure qu'il s'eft convaincu de cette vérité par les expériences qu'il en a faites. Mais Sozzi lui apprit auffi que la vingtieme partie d'une très-pètite goutte de ce venin introduite par une plaie, comme piquûre d'épingle ou autre femblable, & mêlée avec le fang d'un homme, d'un taureau, d'un cheval, ou de tout autre animal, le tuoit im-

Bofman in Defcr. Guinææ Epift.
17, *narrat ferpentem, veneno morfu
adplicato letiferum, cùm mordere
hominem non poffet, venenum tamen
fuum, & fpumam, illi in faciem,
pleno rivo, infputaffe : hominem quidem à violento veneni jactu veluti
cœcum fuiffe, at verò incommodi
nihil deinceps habuiffe.*

*Oleum tabaci fumando, & ma-
ximè fiftula fumo frequenti denigra-
ta, ori adplicatum, cum faliva de-
glutitum, non nocet.* Rhedi *in fuis
experimentis,* Schoon in fuâ Taba-
cologiâ, *animadvertêre venenum
præfentiffimum effe, dum facto vul-*

manquablement tôt ou tard, mais ordinairement dans l'espace d'un quart d'heure.

Bosman dans *sa Description de la Guinée*, *Lettre* 17, fait mention d'un serpent dont le venin est toujours mortel, lorsque cet animal l'a pu introduire par morsure dans la masse du sang. Il ajoûte qu'un de ces serpens ne pouvant pas mordre un homme qu'il avoit apperçu, lui avoit dardé à plein jet dans le visage tout son venin & l'écume ensemble ; que cet homme parut d'abord avoir perdu la vûe par la violence de cette cascade ; mais que dans la suite il n'en avoit senti aucune incommodité.

L'huile de tabac attirée par le moyen d'une pipe à fumer, noircie à force de s'en servir, peut être avalée avec la salive sans aucun inconvénient. Cependant *Rhedi* dans ses expériences, dont *Schoon* a parlé dans sa *Tabacologie*, ou

nere , minima modò guttula cum san-
guine communicatur.

Bantamenses *tela veneno inficere
nôrunt , quod certò, quotquot tangit ,
necat. Tela hæc ubi à* Batavis *sibi
comparaverat* Rhedi *, vidit omnia
animalia , inde vulnerata , occidere.
Eadem tamen tela vino infudit , animalibus dedit , innocuè assumsisse vidit.* Vid. Rhedi tract. de exp. circa
res nat. max. Indicas.

*Est quidem eâ in similitudine dis-
paritas , quòd venena hæc enarrata , sanguini adplicata , necent ;
deglutita verò , aut alio adplicata*

Differtation fur le tabac, dit que la moindre goutte de cette huile introduite dans le fang par une plaie, eft un venin des plus prompts & des plus dangereux.

Les habitans de *Bantam*, ville & territoire de l'île de *Java*, empoifonnent leurs fléches de façon que quiconque en eft bleffé, ne fçauroit en revenir. *Rhedi* s'étant procuré de ces fléches par quelques Hollandois, en fit l'expérience fur différens animaux, qui furent tous empoifonnés. Enfuite il laiffa tremper long-tems ces armes dans du vin, qu'il fit avaler à d'autres animaux, fans qu'ils en reffentiffent aucun mal. Voyez *les Expériences de Rhedi fur les chofes naturelles, & fur-tout les productions des Indes.*

Il y a cette difparité dans la comparaifon, que les poifons dont je viens de parler tuent toutes les fois qu'on les mêle avec le fang,

modo, innocua sint; venenum verò variolosum homines, quovis modo adplicatum, lædat: attamen jure meritò suspicamur an non variolosum venenum, immediatè cum sanguine communicatum, plures homines adficiat, quàm afficerentur viâ naturali; siquidem venena quædam alia, licèt nihil noceant deglutita, tamen mortem conciliant cum sanguine communicata.

Sed suspicio hæc ipsa certitudinem parit. Nonne fatentur insitivæ methodi Autores suam insitionem afficere omnes, qui eam subierint; excepta fortè, ut quidam statuêre, vigesimo quoque? Dignentur nunc intueri illum, quo naturale contagium agat, modum! Sint decem infantes in unâ familiâ. Afficitur unus alterve, ali-

au lieu que si on les avale, ou si on
les applique de toute autre façon
au corps, ils ne font aucun mal.
Le poison varioleux au contraire
nuit toujours de quelque maniere
qu'il soit appliqué. Cependant ce
n'est pas sans raison que nous
croyons que ce même virus, mêlé
immédiatement avec le sang, infecte beaucoup plus de monde,
qu'il n'en infecteroit dans la voie
naturelle ; puisqu'il y a d'autres
poisons qui, mêlés immédiatement
avec le sang, font mourir, quoiqu'on puisse les avaler sans danger.

Si on examine scrupuleusement
tous les effets de l'Inoculation &
de la petite Vérole naturelle, on
verra que cette opinion est plutôt
une vérité constante qu'une simple
conjecture. Les Inoculateurs disent que leur opération communique la petite Vérole à tous ceux
qui la subissent, exceptez peut-être

quando plures : quinque , *fex*, *feptem*
non afficiuntur : horum unus alterve
poft elapfos duos , *fex* , decem annos
variolas habet ; alius adultus ; unus
alterve fortè , quantùm fcimus, nunquam.

In Orphanotrophiis fexcentorum
infantum , erunt uno contagii tempore 20 , qui eo afficiantur , alio
tempore 50 , dum interim 200, 300,
400 iifdem in ædibus exiftant , necdum variolas paffi. Attamen infitione ibi inftitutâ , omnes , nunquam
infecti , nunc haberent variolas , vi-
gefimo fortè excepto.

chaque vingtieme, comme quelques-uns de ces Messieurs nous
le disent. Au conttaire on observe
souvent que dans des familles où
il y a dix enfans, il y en a un ou
deux, quelquefois davantage d'infectés de la petite Vérole naturelle ; de sorte qu'il en reste cinq, six
ou sept que la contagion épargne.
De ce dernier nombre un ou deux
contractent la petite Vérole à l'âge
de deux, de six ou de dix ans, un
autre l'aura à l'âge de seize, de dix-
huit ou de vingt, & il y en aura
ordinairement un ou deux, qui ne
la contractent jamais.

Dans les Hôpitaux d'Enfans-
Trouvés, où il s'en trouvera six
cens ensemble : on voit des épidémies qui n'en affectent que vingt,
d'autres qui en affectent cinquante, sans que les autres deux cens,
ou trois cens ou quatre cens se res-
sentent de la maladie. Si on pratiquoit l'inoculation dans ces mai-

Ergo longè plures artificiali, quàm naturali afficiuntur contagio. Si id verum, utique venenum variolosum longè penetrantius est arte, quàm naturâ, applicatum. Si verò penetrantius, oportet sane multos inoculatione adfici variolis, qui viâ naturali iisdem affecti non fuissent.

Si jam vigesimus quisque sine variolis naturalibus moritur, & contagium naturale longè debilius est artificiali; consequitur id, ut plures numero homines inoculatione variolas contrahant, quàm naturali viâ contraxissent.

fons, tous les Inoculés auroient la petite Vérole, exceptez peut-être chaque vingtieme, si cette observation est vraie & constante, ce dont je doute beaucoup.

Par conséquent la voie artificielle donne la petite Vérole à beaucoup plus de monde, que ne le fait la voie naturelle. Et si ceci est vrai, la contagion varioleuse est beaucoup plus active dans la voie artificielle que dans la voie naturelle; par conséquent plusieurs de ceux qui essuyent cette maladie en conséquence de l'inoculation, en auroient été exempts s'ils s'étoient abandonnés à la nature (a).

Si la vingtieme partie du monde échappe toujours à la petite Vérole naturelle, & si en effet la contagion de cette maladie agit

____

(a) Voyez page 116, 117, & la Disserta-tion de M. Cantwell, pag. 81 & seqq.

His ita consideratis cogor fateri nonnullos non malo animo, sed erroneo, egisse, qui sententiam Majorum nostrorum tam acriter perstrinxerint. Quum enim insitione fermè omnes variolas contrahere crederent, non cum exceptione vigesimi cujusque, ut quidam statuerant, sed cum exceptione admodum paucâ ; quumque præterea illos, modo quos naturâ, etiam arte affici supponerent ; necessariò falsa debuerunt credere, quæ de magno eorum numero, quos variolæ nunquam petant, innumeri scripsissent.

avec moins de force dans la voie naturelle que dans la voie artificielle ; il eſt évident que dans un égal nombre de perſonnes expoſées d'un côté aux effets de la petite Verole naturelle, & d'un autre côté à l'inoculation, il y en aura plus d'infectés dans le ſecond cas que dans le premier.

De tout ce que je viens de poſer, on doit conclure que certains Inoculateurs ont eu grand tort de s'élever avec tant d'opiniâtreté contre nos Anciens. Je veux bien croire qu'ils ne l'ont pas fait malicieuſement ; mais il eſt clair qu'ils ſe ſont fort trompés en ce qu'ils en ont dit. Ils ont cru que preſque tout le monde contracteroit la petite Verole par le moyen de l'inoculation, & la plûpart d'entr'eux n'y ont mis d'exception, que parcequ'ils ont remarqué que l'inoculation avoit manqué de produire ſon effet dans quelques uns.

uns. De-là ils ont conclu que tous
ceux que l'infertion avoit infectés,
devoient auſſi être ſuſceptibles de
la petite Vérole dans la voie naturelle, & que l'art ne la produi-
ſoit jamais que dans ceux, chez
qui la nature l'auroit fait éclore
tôt ou tard; ce qui eſt très-faux,
comme il paroît par les écrits de
tous les Anciens comparés avec
la pratique de l'Inoculation.

SECTIO QUARTA.

An citra ullum dubium In-
sitio, sive effectum sortita,
sive irrita, hominem per
omnem vitam à secundis
variolis immunem præstet ?

*PRÆCEDENTEM Sectionem ador-
tus, etiam ad præsentem ques-
tionem pro parte respondi, unaque
cum eadem agitavi.*

*Præter Veterum indubitata testi-
monia, secundas variolas admittere
me cogunt exempla indubitatæ fidei.
Non referam narratiunculas matro-
narum, quæ licèt veræ aliquando
essent, tamen æquè mihi, quàm aliis,
suspectæ forent ; sed quæ ipse, aliique mecum, viderunt, quæve ha-
beo ab iis, quorum fides nemini sus-
pecta esse possit.*

SECTION QUATRIEME.

Si l'Inoculation met à l'abri de la petite Vérole pour le reste de la vie, soit qu'elle ait eu son effet, ou qu'elle l'ait manqué?

J'AI répondu en partie à cette question, en agitant la précédente.

Outre les témoignages irréfragables des Anciens, il y a des exemples dont on ne peut pas douter, qui me forcent à croire qu'on a la petite Vérole plus d'une fois. Ce ne sont pas des contes de bonnes femmes, qui, quoique souvent vrais, sont toujours suspects. J'ai vû moi-même de ces exemples, que d'autres ont vû comme moi, & j'en pourrois citer

Ac primò quidem dico me, in frequenti mea variolosa praxi alteras toties variolas observasse, ut demum riderem eorum securitatem, qui quòd eas olim habuissent, jam nihil sibi à præsente in ædibus contagio formidarent. Didiceram propriâ ignominiâ cautior esse; cùm aliquoties, ex relictis priorum vestigiis, immunitatem nonnullis pollicitus, & me, & ipsos, turpiter deceptos cernerem.

Meminerunt in Hollandiâ multi, quoties, contagio grassante, ejusmodi exempla ipsis enarraverim.

In Austriâ id quoque non miran-

un grand nombre, sur le rapport de personnes dont le témoignage ne sçauroit être contredit.

Premierement donc dans le grand nombre de petites Véroles que j'ai eues à traiter, j'ai tant vû de rechutes que je rirois de la sécurité d'une personne, qui demeurant dans une maison où il y auroit de tels malades, se croiroit à l'abri de toute infection ; & j'ai appris à ma honte à être plus circonspect que je n'ai été au commencement. Voyant des marques profondes au visage de quelques personnes , je les avois assurées qu'elles n'auroient plus de petite Vérole : mais j'eus ensuite la mortification d'être appellé pour les traiter de cette maladie.

Il y a encore en Hollande des personnes qui se souviennent des exemples de rechutes que je leur ai racontés.

On voit pareillement de sem-

tur, quique idem affirment reperû.
Quid quod idem hâc ipsâ in urbē
quem vivimus anno, notabili conſtit
exemplo?

1757. 20. Febr. expertiſſimus &
doctiſſimus Medicus Erndl narrat
caſum ſe habere. Rem coram vidére
geſtiens, 21 Febr. puellam, quæ
ſecundas variolas pati dicebatur, cum
ipſo adeo facto accurato examine,
ſequentia conſtitêre.

1° Pater, Mater, Avia, narrabant quatuor elapſos annos eſſe,
cum variolis adeo confertiſſimis puella laboraſſet, ut vix vacuum ab iis
ſpatium toto daretur corpore : fuiſſe
verò maximam partem diſtinctas,
pauciores modò in veſiculas abeun-
tes. Caput vehementer intumuiſſe,
infantem per novem dies graviſſimè

blables rechutes en Autriche, & personne n'en est surpris. Nous en avons eu cette année un exemple notable à Vindebonne.

Le vingt Février mil sept cens cinquante-sept, Monsieur *Erndl*, habile Médecin, me dit qu'il avoit entre ses mains un sujet qui se trouvoit dans le cas. Ayant grande envie d'en être témoin, il me mena le lendemain, vingt-un Février, voir une fille malade de la petite Vérole pour la seconde fois. Nous examinâmes la chose très-scrupuleusement. Voici le résultat de cet examen.

1° Le Pere, la Mere & la Grand-Mere, nous assurérent qu'il n'y avoit que quatre ans que cette fille avoit eu une petite Vérole si abondante en pustules, que son corps en étoit par-tout couvert. Que ces pustules étoient pour la plus grande partie discretes, dont cependant quelques-unes n'étoient

laborasse, perque alios novem dies adhuc malè, at mitiùs quàm prioribus, habuisse.

2° *Et oculo nudo, & microscopio, vidimus per universam faciem, inque manibus hinc inde, foveolas intropressæ cutis tum innumeras, tum cribri foraminum instar sibi contiguas.*

Igitur testimonium parentum, & ipse non dubius adspectus, prægressas variolas cuicumque, etiam non facilè credulo, demonstrant. Considerandus nunc status præsens.

1. *Parentes narrabant, narrabat & Medicus, qui jam à primo contagii adparentis tempore puellæ adfuerat, infantem per quatuor fere*

que

que des petites veſſies, que ſa
tête s'étoit très-enflée, & que l'enfant en avoit été extrêmement malade pendant neuf jours ; mais que
pendant les neuf autres jours ſui-
vans, elle n'avoit pas été ſi tour-
mentée.

2° Nous trouvâmes tout le viſage
& les mains criblées de petites
cavités ou marques de la petite
Vérole précédente. Le microſcope
les faiſoit voir très-clairement, &
on les appercevoit aſſez bien ſans
ſon ſecours.

Par conſéquent il étoit évident
que cette fille avoit déja eu la
petite Vérole ; ſes parens l'aſſu-
roient, & on n'avoit qu'à la regarder pour en être convaincu. Voici
maintenant l'état actuel dans lequel nous la trouvâmes.

1. Les Parens & le Médecin
ordinaire qui l'avoit vûe depuis le
commencement de la maladie, aſ-
ſurérent qu'elle avoit eu la fiévre

dies febricitasse, dein convulsam esse, tandem variolis die 15 Febr. affici cœptam.

2. *Variolas has die* 10 *morbi, ab eruptione septimâ, vidi discretas, paucas in facie, passim exsiccatas: unam verò supra frontem in cute capillatâ insignem, cum circulo rubro, pure plenam, plures verò tales in toto dorso: infante vix ægrotante.*

Altero die quatuor adfuimus Medici, quos inter, qui insitionem propugnarent, bini. Vix ab hesterno die, ulla mutatio suppurantibus pustulis obtigerat. Veras has esse variolas, secundùm Artis regulas accuratè adplicitas, declaravimus omnes. Si

pendant quatre jours de suite, qu'enfuite elle eut quelques convulfions ; & qu'enfin la petite Vérole avoit commencé à paroître le quinze de Février.

2. J'examinai cette petite Vérole le dixiéme jour de la maladie; c'eft-à-dire, fept jours après l'éruption. Elle étoit difcrete. Il n'y avoit que peu de puftules au vifage, & elles étoient pour la plûpart defféchées. Mais j'en remarquai une très-groffe remplie de pus & entourée d'un cercle rouge dans la chevelure du front, & plufieurs autres femblables au dos ; cependant la petite fille n'étoit pas beaucoup malade.

Nous y fûmes le lendemain quatre Médecins, dont deux étoient grands partifans de l'inoculation ; & nous fûmes tous d'accord que cette maladie étoit une petite Vérole dans toutes les regles, & parfaitement caractérifée.

verò sint, qui de prioribus dubitent, poterunt in viciniâ meâ puellam apud honestos suos parentes examinare; turpibus numerosisque stigmatibus conspectis, ultra non dubitaturi.

Ut hoc exemplum est, plura alia vidi, adnotavi.

Dicere ergo liceat, si hæc sententia de secundis variolis demonstrata non sit, nihil in Medicis aut Physicis demonstratum haberi.

Ergo neque variolæ, insitione comparatæ, hominem ab alteris variolis præstabunt immunem.

Que s'il y a quelqu'un qui doute de la vérité de l'histoire de sa premiere petite Vérole, il pourra l'éxaminer encore aujourd'hui, & reconnoître à son visage, qui est entiérement gâté, la vérité du fait que je rapporte. Elle demeure avec ses parens près de chez moi.

J'ai vû & marqué plusieurs autres exemples de rechutes semblables.

Il est donc actuellement démontré qu'on peut avoir la petite Vérole une seconde fois ; quiconque en doutera après cet exemple, pourra aussi douter de tout ce que la Médecine & la Physique a de plus certain & de plus évident (a).

Or si on peut avoir la petite Vérole une seconde fois, pourquoi ne pourroit-on pas l'avoir après l'inoculation ? Est-ce que la petite Vérole artificielle auroit

(a) Voyez la Dissertation de M. Cantwell page 34, 35. Voyez aussi page 62 de ce Livre.

Contrà tamen afferitur à 30 annis, quibus infitio floruerit, id nullo probato exemplo confitiffe; imò nullo certo exemplo evictum effe, quòd cui olim bis, ter, irrito conamine infitio facta effet, variolæ naturales poftmodum accefferint.

Narrantur hæc, fed non probantur. Imò, quod non fine intimo animi dolore recolo, nullibi minus dominatur veri amor : nullibi mens præoccupata, nullibi dominium in arte turpius elucefcit, quàm in præfenti quæftione.

une vertu cachée pour nous en mettre à l'abri, quand une naturelle de la force de celle dont je viens de donner l'exemple, n'a pas pu le faire (a)?

Cependant les Inoculateurs aſſurent que depuis trente ans, que cette méthode eſt en vogue, on n'a pas un ſeul exemple de récidive bien conſtaté ; & qu'on ne peut pas prouver qu'une ſeule perſonne de toutes celles qui n'ont pas contracté la petite Vérole par inoculation, l'ait eue dans la ſuite par la voie naturelle.

Ce ſont des contes faits à plaiſir & que l'on ne prouve pas. Je le dis, & j'en ſuis pénétré de douleur, il n'y a jamais eu de diſpute, où l'amour de la vérité ait moins paru que dans celle-ci : la prévention y eſt ſi forte qu'on ne peut pas s'inſtruire de ce qui ſe paſſe, ni ſe rendre à l'évidence la plus forte.

(a) Voyez la Diſſertation, page 36.

Etenim dubias variolas à certis distinguendi regulas habet-ne Ars, nec-ne? Adesse tales, easque tutas, & certas, fatemur, omnes. Nolim alias regulas ab illis, quas in multorum acerrimorum insitionis Defensorum scriptis relatas video. Sunt veræ Artis regulæ, quas ipsas, non alias, Majores nostri coluêre, & secundùm quas à pluribus retro sæculis veræ-ne variolæ, an spuriæ essent, determinatum fuit.

Hæ sane viderentur ad omnem litem determinandam sufficere. Verùm olim id sic quidem sufficere solebat; hodie aliter nobiscum comparatum est. Si cuipiam veræ variolæ in 7 aut 10 diem suppurantes fiant, appellabuntur veræ, quando nullæ sive naturales variolæ, sive artificiales, sive irritæ insitiones, prægressæ

Les Inoculateurs veulent se rendre maîtres absolus de la Médecine, & étouffer tout ce qui paroît contraire à leur cause.

La Médecine a des régles fixes & sûres pour distinguer les petites Véroles bâtardes d'avec les légitimes : tout le monde convient de cette vérité, & je ne demande d'autres régles que celles que je trouve dans les écrits de plusieurs Défenseurs de l'inoculation ; & elles sont les mêmes par lesquelles nos Anciens ont depuis plusieurs siécles distingué la vraie petite Vérole d'avec la fausse. Lorsqu'un Inoculateur voit des vraies pustules se tourner en suppuration le sept, ou le dix de la maladie, il commence par demander si le malade a jamais eu la petite Vérole naturelle, ou s'il a été inoculé ! Si on lui répond que le malade n'a jamais eu de petite Vérole soit naturelle soit artificiel-

sunt: sin verò præcesserint, erunt duntaxat spuriæ. Siccine cum Arte, bonisque Artificibus ludere convenit? An artis regulæ omnibus probatæ, & laudatæ, cujusque arbitrio subsint? Saltem cessent tunc regulæ nominari.

Sed præterea, id genus plura moderatos offendunt lectores. Si Medicus ordinarius, si publicus Artis Me-

le, & qu'on ne lui a pas même fait l'opération de lui insérer cette maladie, il prononce hardiment que c'est la petite Vérole. Mais si on lui dit que le malade a déja eu la petite Vérole dans la voie naturelle, ou artificielle ; si on lui dit qu'il a été inoculé, mais que la petite Vérole n'a nullement paru, il change de note & déclare que c'est une petite Vérole bâtar-de. N'a-t-on pas honte de se moc-quer ainsi de la Médecine & des bons Praticiens ? Est-ce que des régles approuvées & louées de tout le monde, confirmées par la pratique de plusieurs siécles, & fondées sur les opérations cons-tantes de la nature, doivent être sujettes au caprice du premier ve-nu? Si cela est, il n'y a plus de régle en Médecine.

Mais ce n'est pas-là l'unique chemin que l'inoculation s'est frayé pour parvenir au point de crédit

dicæ Professor ; quas videt variolas, adplicatis Artis regulis, veras indubitatò pronuntiet; & nihilominus sive ipse patiens, sive ejus familia, sive insitionis Patroni, prægressam inoculationem tueri velint; præstare creditur hos Medicos malevolos, Deceptores, Sycophantas appellasse, quàm permittere ut insitionis fama cadat. Turpe videre est testimonia dubia nutricum, cubiculariorum, pædagogorum sufficere, ut boni Medici multis postea annis videant sese in publicis scriptis fraudis insimulari. Nil loquor nisi quod publica scripta referant. Siccine didicimus debitum omnibus servare decorem? Etiam-ne hæc apta via convincendi dubitantes?

où elle eſt aujourd'hui : les relations multipliées de ſes ſuccès, la facilité de la faire, les grands avantages qu'elle promet, & le peu d'oppoſition qu'elle a juſqu'à préſent rencontrée, lui ont procuré des défenſeurs parmi cette claſſe de lecteurs qui n'entendent preſque rien de la queſtion : de ſorte que ſi un habile Praticien, ou un Profeſſeur public de Médecine, s'aviſe de dire qu'une petite Vérole qu'il voit chez une perſonne qui a déja ſubi l'inoculation, eſt de la vraie eſpece ; il ſuffit que le malade, ou ſa famille, ou quelqu'un de ſa connoiſſance, qui eſt partiſan de cette méthode, ſe déclare en faveur de l'inſertion, pour qu'on aime mieux regarder ce Médecin comme un ignorant, un trompeur, un impoſteur, que de ſouffrir que cette opération favorite perde ſon crédit. N'eſt-il pas honteux que ſur le témoignage d'une nourrice,

Occurit tamen T. Morgan, Médicus Anglus, neque inoculationi inimicus, veri cultor. Eum audiamus in suo libro de Praxi Medicâ.

« *It very often happens to Nurses,*
» *and such as are continually about*
» *the sick, especially when they lie*
» *in Bed with Children, or take the*
» *variolous Effluvia from them in*
» *Shifting, dressing, undressing them,*
» *&c.*

d'une garde ou d'un précepteur, peut-être gagnés par l'Inoculateur ou par quelqu'un de ſes amis, de grands Médecins ſe voient traiter, dans des écrits publics pluſieurs années après, de fourbes & de menteurs ? Eſt-ce là la décence que des hommes de lettres doivent garder de part & d'autre ? Eſt ce ainſi qu'on doit traiter le vrai mérite & le ſçavoir ? Et ſeroit-ce enfin le moyen de convaincre les hommes, & d'éclaircir leurs doutes ?

Monſieur T. Morgan (a), Médecin Anglois, qui a écrit en mil ſept cens trente-cinq, avoue : « Qu'on peut avoir la petite Vé- » role deux ou trois fois naturelle- » ment, & que c'eſt une erreur po- » pulaire de ſuppoſer que celui » qui l'a eſſuyée une fois, ne puiſſe

______

(a) *Voyez* The Mechanical practice of Phyſick by T. Morgan, M. D. *Imprimé à Londres* 1736, *page* 194.

» *In such Cases I say they have*
» *often a pretty plentifull Crop of*
» *Pustles arise, of the true genuine*
» *Pox, under all it's Types, and*
» *which take the natural and due*
» *Time in rising, ripening and fal-*
» *ling off, but without any Fever,*
» *Sickneſs, or Lſs of Appetite.*

» *Tis therefore a vulgar error, to*
» *suppose that a Person who has once*
» *had the Small Pox, is not liable*
» *to it again, or may not have it*
» *a second or third time; since this*
» *often happens, and might be prov'd*
» *beyond all exception, from nume-*
» *rous Instances* ».

» plus

» plus en être attaqué, puisque le
» contraire arrive très-souvent, &
» qu'on en peut donner un grand
» nombre d'exemples ».

Il y a apparence que toutes les récidives que M. Morgan a vûes de la petite Vérole ont été légéres, & que ces petites Véroles étoient toutes discretes ; mais j'ai vû quelques accidens où la petite Vérole étoit confluente, d'autres où le pourpre étoit mêlé.

Paris fournit l'exemple d'une septieme petite Vérole si maligne qu'elle emporta le malade, qui avoit déja résisté à six autres, dont quelques-unes furent confluentes ; & Borel nous donne l'observation d'une personne qui est morte à la huitieme.

Enfin il faut être novice en pratique, & n'avoir jamais lû les Auteurs, pour soûtenir un pareil sentiment, que l'expérience dé-

Nemo igitur miretur, quòd tam pauca exempla naturalium variolarum, post insitivas, viceque versâ, publicæ lucis fiant. Deditâ operâ argumenta præparantur ad futuros quoscumque casus. Si enim quis demonstraretur variolas naturales veras habere, cui insitivæ quondam affuissent, hunc pronuntiabunt puræ

ment journellement & presque
par-tout.

« Ces secondes & troisiemes
» petites Véroles, dit Monsieur
» Morgan font de la véritable es-
» pece, elles en ont tous les *types*,
» & on y remarque les quatre pé-
» riodes comme dans les premie-
» res. C'est-à-dire, elles parcou-
» rent ces quatre tems comme
» elles, les changemens s'y font
» de même, elles fortent, fe rem-
» plissent, fuppurent, fe dessechent
» & tombent de la même maniere,
» & dans les mêmes espaces de
» tems ».

Il y a bien des personnes qui
auroient déja publié leur fentiment fur cette difpute, fi elles
n'avoient pas craint cet inconvénient. Voilà pourquoi on a fi peu
d'exemples à rapporter de petites
Véroles naturelles après l'inoculation. Ce filence d'un côté, & de
l'autre la certitude que plufieurs

*inſitum ſpuriarum. Si fruſtra olim
factæ inſitioni veræ variolæ ſucce-
derent, vel idem reſpondebunt, vel
non ſatis iteratam inoculationem ac-
cuſabunt. Quid, ſi exempla plura
demonſtrent pus, inſitioni adhibitum,
veras in aliis produxiſſe variolas,
& vel veras variolas inde hominem
habuiſſe, vel ad duas treſve vices
fruſtra fuiſſe inoculatum, & tamen
nunc iterum variolæ prodeant ? Au-
dacter pronuntiabunt præſentes veras non eſſe. Sed regulæ artis cura-
tiſſimè adhibitæ veras eſſe clamant !
Erramus : ſunt ſpuriæ.*

Inoculateurs ont eue de rechutes
après l'inoculation, leur ont fait
forger d'avance des réponfes pour
toute rechute qui pourroit arriver,
ou leur être objectée. Ils difent
dans le befoin, par exemple, que
fans doute l'inoculation avoit été
faite avec du pus d'une petite Vérole bâtarde, ou que les incifions
n'étoient pas affez profondes pour
que le pus variolique fe mêlât
avec le fang. Que fi on leur dit
que le même pus avoit caufé une
vraie petite Vérole chez plufieurs
autres malades, & que d'autres
perfonnes avoient pris la petite
Vérole de ces perfonnes-là, ou
qu'on avoit envain tenté l'inoculation deux ou trois fois fur le même fujet, qui actuellement en eft
attaqué dans la voie naturelle, ils
ont l'effronterie de répondre que
la petite Vérole dont cette perfonne eft malade, n'eft qu'une
petite Vérole bâtarde, Cependant

Tamen ut naturales variolæ re-
petunt , ita & variolæ institivæ pos-
sunt haberi post naturales ; naturales post institivas.

Hac occasione Historiam proferre
animus est , quæ undique æque mira-
bilis , & ad casum præsentem aptis-
sima.

Constantinopoli variolæ inseruntur
puellæ. Viginti annis postea eadem
puella curam gerit infantum alio-
rum , qui variolis institivis decum-
bunt. His periculo ereptis , ipsa variolis naturalibus, maximè malignis,
afficitur , moritur.

ſi on l'examine ſelon les regles de la Médecine on la trouvera légitime. Mais nous nous trompons ſans doute, la Médecine eſt changée, & il n'y a, à proprement parler, que les Inoculateurs qui en ſoient les vrais dépoſitaires.

Cependant il eſt évident que puiſqu'on peut avoir la petite Vérole plus d'une fois dans la voie naturelle, on pourra la reprendre par inoculation après l'avoir eſſuyée par accident, & qu'on pourra la contracter par accident après l'avoir eſſuyée par inoculation.

Voici une hiſtoire remarquable par ſa ſingularité, & qui ne fera pas mal à notre ſujet.

On inocula à Conſtantinople une Demoiſelle, qui vingt ans après cette opération, s'offrit à garder des enfans qu'on alloit inoculer. Les enfans échapperent aux dangers de la petite Vérole artificielle,

Forsan cogitabunt multi fictam historiam esse odio insitionis ; vel saltem primas variolas non veras, sed spuriarum pure factas fuisse ; & centena alia. Juvabit proinde Epistolam authenticam communicare, quam habui à Magnifico Domino Laugier, sacræ utriusque Majestatis Medico, qui olim Constantinopoli habitans, hanc puellam, familiamque ejus totam, optimè noverat, & urbem illam, dum incipiebat puella hæc reliquis in insitivis variolis assistere, reliquerat.

Autor Epistolæ est Doctiss. D. Mackenzie, tunc Constantinopoli degens, orbi erudito notus his, quæ

la

la Demoiselle qui les gardoit la prit, & en mourut.

On dira, sans doute, que ceci est un conte fait à plaisir pour avoir à médire de l'inoculation, ou que la premiere petite Vérole causée par l'inoculation étoit de l'espece des bâtardes, & que le pus dont l'Inoculateur s'étoit servi n'étoit pas louable, mais de la mauvaise espece. Pour prévenir tous ces soupçons, je vais transcrire la Lettre que Monsieur Laugier, Médecin de leurs Sacrées Majestés, m'a communiquée à ce sujet. Celui-ci étant autrefois à Constantinople, y connoissoit parfaitement la Demoiselle dont il s'agit, & toute sa famille, & n'a quitté cette ville que dans le tems que cette Demoiselle commençoit à soigner les personnes qu'on inoculoit.

L'Auteur de la Lettre est le sçavant Docteur Mackenzie, qui étoit alors à Constantinople, hom-

pulcra communicavit cum Societate Regia Anglicana edita in Transact. Tomis aliquot posterioribus.

me connu à toute la République des Lettres, par les beaux Mémoires qu'il a envoyés à la Société Royale de Londres, & qui se trouvent dans quelques-uns des derniers volumes : *Qui habet aures audiendi, audiat.*

« Il arriva, dit-il, un cas dans » la maison de Monsieur *Hybsch* » qui suffit pour décrier pour jamais » l'inoculation.

» Il faut sçavoir que *Coconam* » *Timoni* avoit été inoculée par son » pere, le Docteur *Timoni*, il y a » vingt ans ; & qu'il prétend dans » sa Dissertation sur l'Inoculation, » qu'on n'est jamais attaqué naturellement de la petite Vérole, après l'Inoculation.

» Les enfans de M. *Hybsch* ont » été inoculés dans le mois de » Juin passé, comme vous le sçavez. » Pendant leur maladie *Coconam* » *Timoni* étoit leur garde ; & après » leur rétablissement, elle étoit

Fortè quis infirmare fidem histo-
riæ conabitur quòd egregius Macken-
zie ægram non viderit. Certè cur
non viderit, ignoro. Num eo tempore
ægrotaverit? Urbe absens fuerit?
Cum familia Domini Hybsch, ejus-
ve Medico, simultates habuerit? Caus-

» attaquée naturellement de la
» petite Vérole, & eſt morte en
» huit jours.

» Je ne l'ai pas vûe dans ſa mala-
» die, mais je ſuis fidélement in-
» formé, qu'elle avoit la petite
» Vérole, & que c'étoit par la
» malignité de cette maladie,
» qu'elle eſt morte.

» Depuis ce tems-là j'ai attendu
» pour faire quelques Obſervations
» ſur les enfans de Monſieur *Piſani*,
» qui devoient être inoculés, com-
» me leur Pere m'avoit aſſuré :
» mais à préſent il a changé de
» ſentiment pour cette raiſon. *De*
» *Conſtantinople le vingt Mars, mil*
» *ſept cens quarante-deux* ».

Peut-être qu'on trouvera à redire
à cette Lettre, parce que Monſieur Mackenzie n'a pas vû la malade. Je ne ſçais pas pourquoi il
ne l'a pas vûe. Peut-être étoit-il
malade alors, ou abſent de Conſ-

ſam cur eam non viderit, in Epiſtolâ
non dedit.

Sed conſideremus 1o Autorem epi-
ſtolæ hominem levis animi non eſſe,
at maturi judicii, ut ejus ſcripta
docent ; Virum proinde, cui ad ani-
les confabulationes aures minimè fa-
brefactæ eſſent.

Conſideremus 2o fautorem & pro-
motorem inſitionis fuiſſe ; qui quidvis
fortè potiùs, quàm alteras, & alteras poſt inſitionem variolas, poſſibile credidiſſet.

3o Scripſiſſe ad Magnificum Laugier, inſitionis cum illo fautorem,
ad quem circa ejuſmodi rem nonniſi
accuratiſſimè examinata referri de-
buerint.

tantinople, ou peut-être y avoit-
il quelque froid entre lui & la
famille de Monſieur Hybſch, ou
entre lui & le Médecin de cette
famille.

Mais il faut conſidérer 1.º que
M. Mackenzie n'eſt pas de ces
petits eſprits qui ſe laiſſent facilement ſéduire par des diſcours en
l'air. C'eſt un homme grave & de
beaucoup de bon ſens, comme
on le voit par ſes écrits.

2º Monſieur Mackenzie étoit
un des plus grands partiſans & défenſeurs de l'Inoculation, qui re-
gardoit comme impoſſible qu'on
pût avoir une petite Vérole naturelle après l'inoculation.

3º Sa Lettre étoit adreſſée à
Monſieur Laugier, qui n'étoit pas
moins partiſan de l'inoculation que
lui-même. Il ne lui auroit donc
pas écrit cette lettre ſans avoir
examiné à fond la vérité de ce qu'il
lui mandoit.

4° *Eundem examen debitum insti-*
tuisse, ut verba ejus indicant : quo
in examine si vel minimam suspicio-
nem alius morbi, quàm variolosi,
subesse intellexisset, suam utique sus-
picionem, unà cum historiâ hac,
erudito cum amico communicasset.

5° *Consideremus Patronum hunc*
insitionis, si de historiæ veritate ad
dubitandi rationem qudammodo pro-
babilem habuisset, dubio procul cona-
turum fuisse omnes Christianos Græcos
educere ex errore ; & saltem illum,
qui ob tristem hunc casum infantes
suos sibi inoculandos committere ne-
gabat, erudire veriora : at verò è
contrario candidè asserentem legimus :
» Je suis fidelement informé, qu'elle
» avoit la petite Vérole, & que
» c'est par la malignité de cette
» maladie, qu'elle est morte.

4° Il est clair par sa lettre, qu'il ne l'a pas écrite à la hâte, & qu'il s'est parfaitement fait instruire de toutes les circonstances de la maladie de Mademoiselle *Timoni* avant que d'écrire. S'il eût pu lui-même soupçonner une autre maladie que la petite Vérole, il n'auroit pas manqué d'exposer ses doutes à son sçavant ami, en lui écrivant cette lettre.

5° Ne voit-on pas que si ce partisan zélé de l'inoculation avoit trouvé quelque moyen de douter de la vérité de cette histoire, il auroit fait son possible pour tirer tous les Chrétiens Grecs d'erreur sur ce point, & sur-tout M. *Pisani*, qui par cette considération refusa de lui laisser inoculer ses enfans, comme ils en étoient auparavant convenus? Au contraire il avoue avec candeur dans sa lettre, la vérité de ce qu'il mande

6₀ *Tandem perpendamus eruditum Mackenzie non in primo impetu, sed elapsis integris novem mensibus, demum hanc Epistolam scripsisse; adeoque factum ritè examinandi occasionem habuisse.*

De insitionis porro bonitate non est quòd dubitemus, si perpendamus insitionem huic filiæ non ab ignaris, aut semidoctis hominibus institutam fuisse, sed à patre suo, famosissimo illo Inoculatore Medico, institorum oraculo, summoque propugnatore Timoni. Cujus infeliciter è vivis erepti vidua nupserat Domino Hybsch, de cujus infantibus hîc agitur. Ergo dantur veræ naturales variolæ post insitivas. Et quidni? æquè facilè videntur nasci posse, quàm secundæ naturales.

à Monsieur Laugier, & dit: « Je
» suis fidélement informé qu'elle
» avoit la petite Vérole, & que
» c'est par la malignité de cette
» maladie qu'elle est morte ».

6° Enfin ce n'étoit pas d'abord
après l'accident que ce Sçavant a
écrit cette lettre ; il a laissé passer
neuf mois entiers sans en rien dire ;
de sorte qu'il a eu le tems & le
loisir de s'en informer à fonds.

On ne sçauroit douter que l'i-
noculation n'eut été bien faite,
puisque c'étoit *Timoni* lui-même
qui avoit inoculé sa fille ; *Timoni*,
dis-je, le premier Médecin parmi
les Inoculateurs, le plus fameux
qui ait jamais été, & l'oracle de
toute la secte. Après sa mort sa
veuve épousa Monsieur Hybsch,
pere de ces enfans qui furent inoculés, & à qui la belle-sœur *Coconam Timoni* servit de garde-malade. Donc la petite Vérole na-

turelle peut arriver après l'artificielle. Et pourquoi non ? On voit
des récidives après les petites Véroles naturelles, pourquoi n'y en
auroit-il pas après les artificielles *?

* Cette histoire de la mort de Mademoifelle Coconam Timoni, éclaircit & confirme
celle que M. Cantwel a rapportée dans sa
Lettre à un Avocat, imprimée l'année passée.
Car celle que Madame des Alleurs lui a in-
diquée sous le nom de Mademoiselle *Hybsch*,
est la même *Coconam Timoni* dont parle
M. Mackenzie. Il n'est pas surprenant que
Madame des Alleurs l'ait appellée Mademoiselle Hybsch, & qu'elle ait dit qu'elle avoit
pris cette petite Vérole de ses freres & sœurs
à qui elle avoit servi de garde-malade, parcequ'elle avoit été inoculée & ne craignoit
plus cette maladie. Sa mere a épousé M.
Hybsch, depuis la mort de son premier
mari le Docteur Timoni. Si Madame des
Alleurs l'a connue, c'étoit chez son beau-
pere, ou dans des visites que Madame Hybsch,
autrefois Madame Timoni lui a faites. Elle
sçavoit que cette Demoiselle étoit sa fille,
sans sçavoir qu'elle fût d'un premier mari;
il étoit donc naturel qu'elle l'appellât Mademoiselle Hybsch. Ainsi l'histoire de Monsieur Mackenzie & celle de Madame des Alleurs font la même. Voilà deux témoins
autentiques.

B. Auguſtinus , Lib. 2. de Trinit. in prooemio.

Nec trepidus ero ad proferendam ſententiam meam, in quâ magis amabo inſpici à rectis, quàm timebo morderi à perverſis ... magiſque optabo à quolibet reprehendi, quàm ſive ab errante, ſive ab adulante, laudari. Nullus enim reprehenſor formidandus eſt amatori veritatis. Etenim aut inimicus reprehenſurus eſt, aut amicus. Si ergo inimicus inſultat, ferendus eſt ; amicus autem ſi errat, docendus ; ſi docet, audiendus. Laudator vero, & errans confirmat errorem, & adulans illicit in errorem.

FINIS.

S. *Auguftin. Liv.* 2. *dans la Préface fur la Trinité.*

Je ne crains pas de publier mon fentiment, parceque j'ai plus de plaifir à être eftimé des gens de bien, que je n'ai de crainte d'être déchiré par les méchans. Et j'aime mieux être cenfuré de tout le monde, que d'être loué par un adulateur, ou par une perfonne qui eft dans l'erreur. Celui qui aime la vérité ne doit pas craindre la cenfure ; fi elle vient d'un ennemi, il faut la fouffrir avec patience ; fi elle vient d'un ami qui a raifon, il faut l'écouter. S'il a tort, il faut tâcher de le redreffer. Si celui qui nous loue eft lui même dans l'erreur, il augmente & fortifie la nôtre ; & fi un adulateur nous loue, il nous fait prendre le faux pour le vrai.

FIN.

ADDITION à la page 203.

Des personnes respectables de Paris y ont connu une Dame Angloise, qui fort prévenue en faveur de l'Inoculation, ayant passé elle-même par cette méthode dans son pays dès sa premiere jeunesse, & se croyant quitte pour toujours de la petite Vérole, voulut procurer le même avantage à ses deux enfans, & retourna pour cet effet en Angleterre. Mais quelque tems après qu'elle y fut arrivée, elle prit cette maladie & en mourut. Cette histoire est très-connue à Paris.

M. B. m'écrivit d'Ipswich, ville d'Angleterre, dans le mois de Février de 1757, que deux personnes de considération y avoient péri de la petite Vérole naturelle longtems après s'être fait inoculer; & il ajoûtoit dans sa lettre,

qu'une

qu'une autre perſonne qui n'avoit
pu prendre cette maladie par l'inoculation, l'avoit priſe naturellement dans la même ſaiſon, & en
étoit morte. Par où il eſt évident
qu'il y a des récidives en Angleterre. Et pourquoi n'y en auroit-il
pas, puiſqu'on en a vû en Irlande,
à Conſtantinople, à Ptolémaïde
en Syrie, & en France? Mais l'Angleterre doit vraiſemblablement
être plus intéreſſée à cacher ces accidens, parceque de tous les pays
de l'Europe, elle a été le premier
à adopter l'inoculation, & que
depuis plus de trente années, elle
a toujours prodigué les plus grands
éloges à cette méthode. Les hommes ne conviennent pas facilement de leurs erreurs & de leurs
préjugés, ſur-tout quand ils les ont
fait valoir avec tant d'aſſurance,
& pendant un ſi long-tems.

TABLE
DES MATIERES
Contenues dans cet Ouvrage.

A.

Friend, Médecin Anglois, 267.

G.

GALE. Les enfans galeux ont la petite Vérole, soit naturelle, soit artificielle, plus cruelle, que ceux qui ne sont pas galeux. La même chose arrive aux enfans nés de peres galeux, ou nourris par des nourrices galeuses, 149, 150. C'est à peu près de même dans les enfans nés de parens dartreux, ou nourris par des femmes dartreuses, *ibid.*

Germe, 172, & suiv. 187.

H.

HISTOIRE de l'Inoculation par M. de Haen, 237 & suiv.

Hommes (les) sujets aux vapeurs aussi bien que les femmes, & pourquoi, 122.

Hôpital (un) pour l'Inoculation est une chose monstrueuse, 225 & suiv.

Hottentots, Nation stupide, leur remede contre la petite Vérole, 67.

Humeurs (les). Il n'est pas facile de distinguer tous les vices des humeurs, 4 & suiv. Les humeurs pourrissent dans certaines maladies avant la mort, 136, 137.

Huile de tabac; particularités que nous enseigne Rhedi, 365.

Hybsch ou Coconam Timoni, (Mlle.) fille de M. le Docteur Timoni, morte de la petite Vérole, vingt ans après avoir été inoculée, 211, 411 & suiv.

Hypocondriaque (la passion) tient beaucoup de la constitution des personnes sujettes aux vapeurs, 123, 124.

I.

M.

Q.

S.

eût jamais de petite Vérole artificielle
maligne, 138. Elle eſt ordinairement bénigne chez les perſonnes qui ont une gonorrhée ou des chancres ſuppurans, 151.
Elle fait beaucoup de ravages chez certaines perſonnes, dont on fait l'énumé-
ration, 15, 16. Il y en a de deux eſpeces,
la diſcrete & la confluente, 16, 17. Second
tems de la petite Vérole, avec le troiſieme & quatrieme, 24 & ſuiv. Les trois
derniers tems de la petite Vérole confluente, 29 & ſuiv. Elle eſt bénigne dans ceux
dont les meres ont des fleurs blanches,
laiteuſes & ſimples, à moins qu'il n'y ait
encore quelque autre vice. Elle eſt mauvaiſe où les fleurs blanches ſont vertes,
jaunes, &c. 150, 151. Elle eſt plus ou
moins maligne dans les enfans de parens
ſcrophuleux, ou affligés de la maladie Vénérienne, 151. La petite Vérole accompagnée d'une gonorrhée ſimple, ou de chancres qui ſuppurent, *ibid.* Avec des ulceres
véroliques aux extrêmités, &c. *ibid.* Elle
eſt une eſpece d'acrimonie, 155. Elle eſt
quelquefois compliquée avec l'une ou l'autre eſpece de viſcoſité, *ibid.* Elle eſt formidable ſi elle eſt compliquée avec une fiévre
maligne, 156. Elle eſt rarement meurtriere
dans les provinces de la France, 213. Rarement à l'Hôtel-Dieu de Paris, *ibid.* Le
nombre de perſonnes qui ne contractent
jamais la petite Vérole eſt plus grand qu'on
ne le ſoupçonne, 360, 361. Et il y a nombre de perſonnes, qui la contractent dans
la voie artificielle, qui ne l'auroient jamais
contractée dans la voie naturelle, 361 &
ſuiv. Il eſt démontré par expérience qu'on

peut avoir la petite Vérole naturellement plus d'une fois, 389.

Virus vénérien caché depuis l'âge de 18 ans, jusqu'à celui de 86, 131.

Ulceres véroliques (les) considérables aux extrémités ou aux parties de la génération, grossissent & font beaucoup de progrès pendant la petite Vérole, 151, 152.

W.

*W*AGSTAFF, Médecin; son calcul des pertes que doit causer l'inoculation, 220 *& suiv.*

Welhard (Jean) Médecin, 55.

White, Chirurgien à Manchester, 214. Cette ville infectée par l'inoculation de deux enfans, *ibid. & seqq.*

Winchester, ville d'Angleterre où l'inoculation est proscrite, 218.

Worthly. My Lady Worthly Montagu, a introduit l'inoculation en Angleterre, 71.

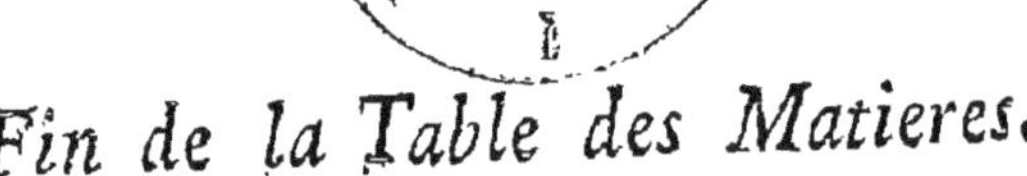

Fin de la Table des Matieres.

*A*PPROBATION

FAUTES A CORRIGER.

APPROBATION.

J'A i lû par ordre de Monseigneur le Chancelier un Manuscrit qui a pour titre : *Tableau de la petite Vérole*, dans lequel je n'ai rien trouvé qui puisse en empêcher l'impression. A Paris, ce 7. Décembre 1757.

CASAMAJOR.

PRIVILEGE DU ROI.

LOUIS, par la grace de Dieu, Roi de France et de Navarre. A nos amés & féaux Conseillers les Gens tenans nos Cours de Parlement, Maître des Requêtes ordinaires de notre Hôtel, grand Conseil, Prevôts de Paris, Baillifs, Sénéchaux, leurs Lieutenans Civils & autres nos Justiciers qu'il appartiendra ; SALUT. Notre Amé *Jean-Thomas Hérissant, Libraire à Paris, ancien Adjoint de sa Communauté*, Nous a fait exposer qu'il désireroit faire imprimer & donner au Public un ouvrage qui a pour titre *Tableau de la petite Vérole*, s'il nous plaisoit lui accorder nos Lettres de Permission pour ce nécessaires. A ces Causes voulant favorablement traiter l'Exposant, Nous lui avons permis & permettons par ces présentes de faire imprimer ledit Ouvrage autant de fois que bon lui semblera, & de le vendre, faire vendre & débiter par tout notre Royaume pendant le tems de trois années consécutives à compter du jour de la datte des présentes. FAISONS défenses à tous Imprimeurs Libraires & autres personnes de quelque qualité & condition qu'elles soient d'en introduire d'impression étrangere dans aucun lieu de notre obéissance; à la Charge que ces présentes seront enregistrées tout au long sur le Registre de la Communauté des Imprimeurs & Libraires de Paris, dans trois mois de la datte d'icelles; que l'impression dudit Ouvrage sera faite dans notre Royaume & non ailleurs, en bon papier & beaux caracteres, conformément à la feuille imprimée attachée pour modele sous le contre-scel des présentes; que l'impétrant se conformera en tout aux Reglemens de la Librairie, & notamment à celui du 10 Avril 1725 : qu'avant de l'exposer en vente le Manuscrit qui aura servi de copie à l'impression dudit Ouvrage sera remis dans le même état où l'Approbation y aura été donnée ès mains de notre très-cher & féal Chevalier Chancelier de France le sieur Delamoignon & qu'il en sera ensuite remis deux Exemplaires dans notre Bibliothéque publique, un dans celle de notre Château du Louvre, un dans celle de notredit très-cher & féal Chevalier Chancelier de France le sieur Delamoignon, le tout à peine de nullité des présentes; DU CONTENU desquelles vous mandons & enjoignons de faire jouir ledit Exposant & ses ayant causes pleinement & paisiblement, sans souffrir qu'il leur soit fait aucun trouble ou empêchement, VOULONS qu'à la copie des présentes qui sera imprimée tout au long au commencement ou à la fin dudit Ouvrage, foi soit ajoutée comme à l'original. COMMANDONS au pre-

mier notre Huiſſier ou Sergent ſur ce requis
de faire pour l'exécution d'icelles tous Actes
requis & néceſſaires, ſans demander autre
permiſſion, & nonobſtant clameur de Haro,
Chartre Normande & Lettres à ce contraires.
CAR tel eſt notre plaiſir. Donné à Verſailles
le deuxiéme jour du mois de Septembre l'an
grace mil ſept cent cinquante-huit , & de
notre regne le quarante-quatrieme. Par le
Roi en ſon Conſeil.

LEBEGUE.

*Regiſtré ſur le Regiſtre quatorziéme de la
Chambre Royale des Libraires & Imprimeurs
de Paris , n°. 393. fol. 346. conformément
aux anciens Reglemens , confirmés par celui
du vingt-huitiéme Février 1723. À Paris le
5 Septembre 1758.*

*P. G. LE MERCIER,
Syndic.*

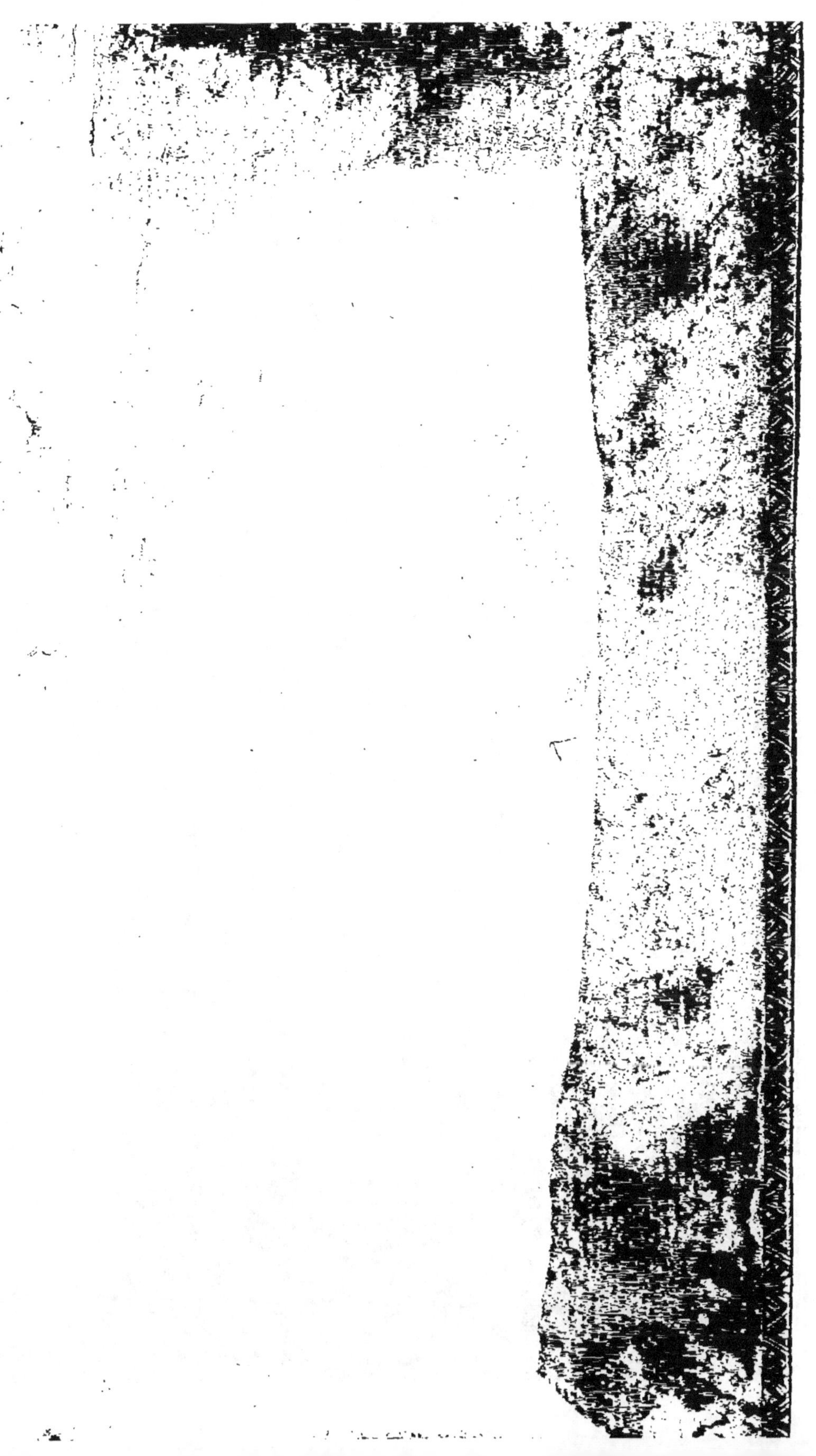

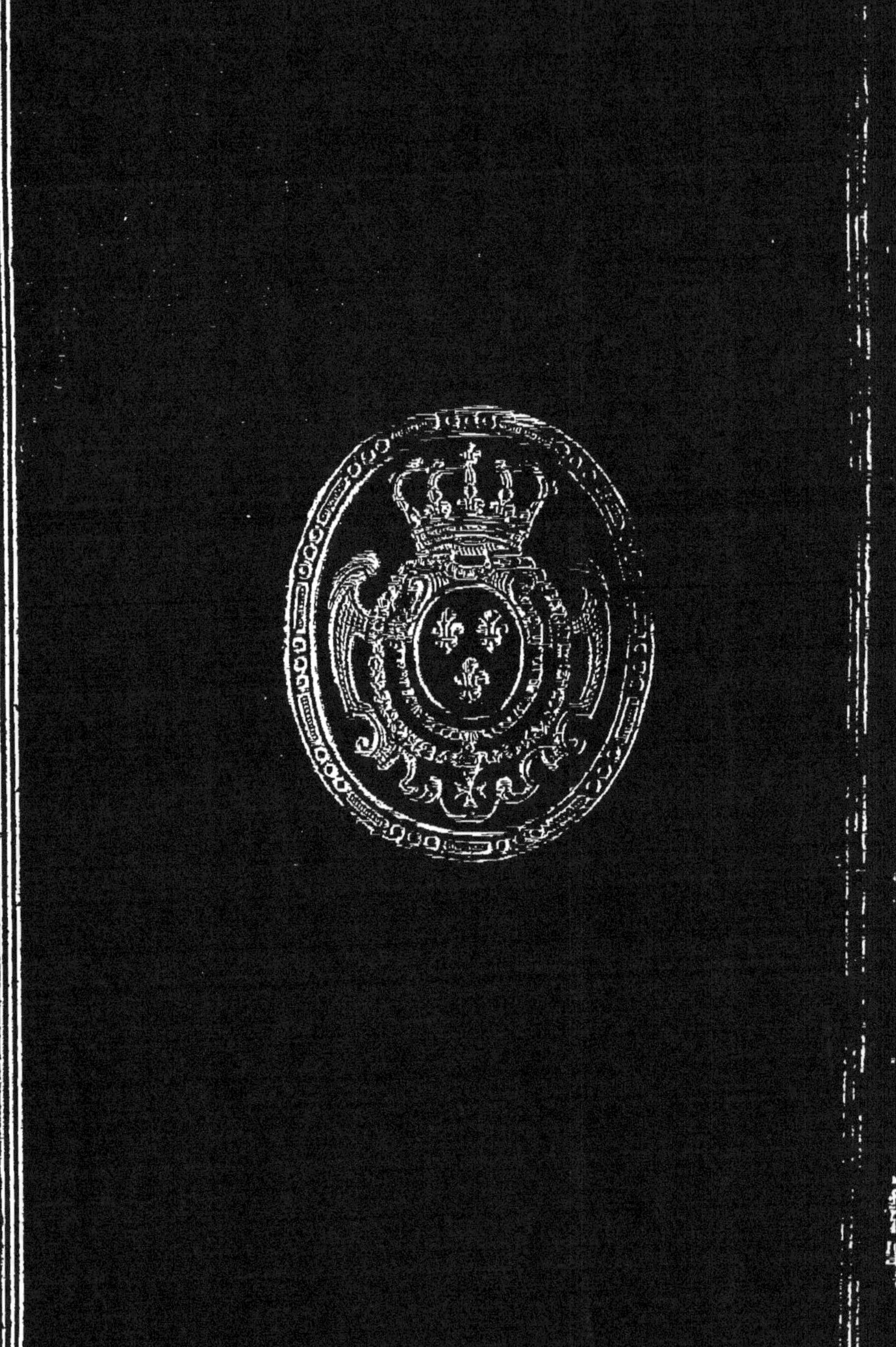